讀心師DaiGo的科學戒菸指南

メンタリズム禁煙法

讀心師DaiGo 著
賴惠鈴 譯

大家好，我是讀心師 DaiGo。

當各位拿起這本以

「戒菸」為主題的書，

是否基於某種理由與動機，

內心出現了「想戒掉香菸」的念頭呢？

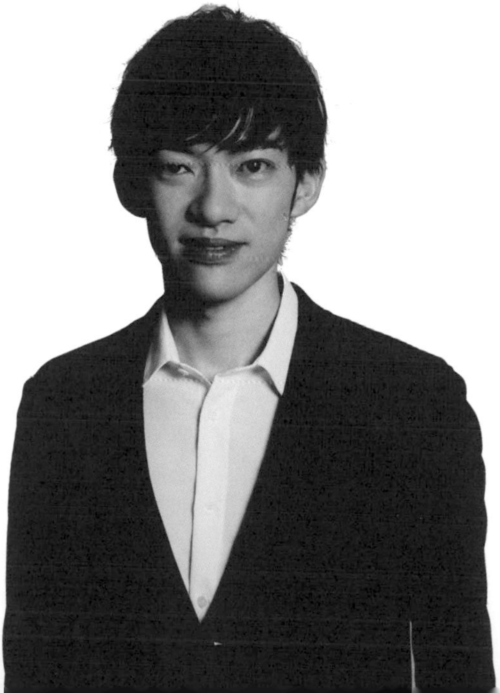

而且，**我猜這應該不是各位第一次挑戰戒菸了。**

因為戒菸的成功率原本就很低。

另一方面，如果你過去挑戰過戒菸，

後來又忍不住故態復萌，**也不需要充滿罪惡感或感到挫折。**

你之所以會一再戒菸失敗，其實是有原因的。

大部分的癮君子都不知道什麼是能提高成功率的方法，

光靠「意志力」和「毅力」就想戒菸。

可惜，

香菸並不是靠

「意志力」和「毅力」就能戒掉的東西。

本書用證據說話，

提供幾個有助於戒菸的心理治療**（心理學上正確的戒菸法）**，

為各位介紹既不需要意志力，

也不用訴諸於毅力，甚至不用忍耐，

科學上正確的戒菸法。

請務必用這些方法
來挑戰人生最後一次戒菸。

前言

二〇一二年，加拿大的多倫多大學進行了一項名為「癮君子戒菸成功前經歷過多少次失敗」的調查。

這項調查花了長達三年的時間，對一二七七名抽菸人口進行了追蹤調查。調查結果顯示，每個戒菸成功者平均挑戰了六・一次～二十九・六次才成功戒菸。順帶一提，回答的數字比較接近六・一次的戒菸成功者其實只占了少數，絕大部分的人都比較靠近二十九・六這個數字。換言之，**每個成功戒菸的人其實都經歷過將近二十次的失敗。**

這次我不打算向各位灌輸「要有戒菸的堅強意志」這種概念。之所以不灌輸這種概念，是因為光靠「一定要戒掉！」的堅強意志或「忍耐」的方法無法順利戒菸。

為何我敢斬釘截鐵地斷定不會順利呢？

因為**意志力會輕易地背叛你，欲望與習慣會輕易地打敗自制力。**

● 意志力根本靠不住

我先帶大家認清意志力有多麼靠不住。

舉例而言，所有人都知道「香菸對身體不好」「抽菸是導致肺癌的原因」等抽菸的害處。問題是，香菸至今仍供不應求，世界上充滿了癮君子。**明知抽菸對身體不好，還是戒不掉。**換句話說，「想抽菸的欲望」完全蓋過想戒菸的「意志力」。

另一方面，假設你面前有含毒量足以致死的香菸。

然後有人告訴你：「只要抽上三根，必死無疑。」你還會伸手去拿來抽嗎？

我想大概沒有人看到眼前未經處理的河豚料理，明知「這個很好吃，但吃了可能會死翹翹」還敢動筷子吧。也就是說，只要明確地看到「死亡」的下場，應該就沒有人會抽菸了。

這不是基於意志力，而是對死亡的恐懼凌駕了想抽菸的欲望。

然而，「抽菸會導致血管硬化，提高腦中風及心肌梗塞的風險」「抽菸會增加得肺癌的風險」之類的警告也會讓人明確地意識到「死亡」的下場，但這類警告為何無法成為戒菸的強大動力呢？原因在於那些**風險要等到幾十年後才會具體呈現。**

人不會把緩緩逼近的死亡陰影放在心上。因為人都有船到橋頭自然直的僥倖心理。甚至有人認為與其擔心將來生病，放棄現在的欲望才是大傻瓜。這是基於**「雙曲貼現」**的心理機制。

● 內心會給抽菸正當的理由

不知道抽菸的人自己有沒有意識到，癮君子都有**「認知失調」**的問題。簡單地說，所謂的認知失調是指**「接觸到對自己不利的訊息時，會引用對自己有**

利的資訊或解釋正當化自己的行為」。

香菸的外包裝上印有抽菸的壞處，國會也成立了防止一般人被迫吸二手菸的健康增進法改正案，社會上對癮君子的批評十分猛烈，所以抽菸的人接下來會更找不到容身之處，感受到更大的壓力，心理上處於更不舒服的狀態。

儘管如此，不去想「只要戒掉讓自己陷入絕境的香菸就好了」也是人類有趣的地方。

美國的心理學家里昂・費斯汀格將認知失調定義為人在面對認知失調的時候，會用三種方法將自己的行為正當化。

①以改變行為的方式將自己的行為正當化

認為「差不多該開始養生了……」而開始注意飲食，也開始運動，但是卻以「如果有很多人排斥二手菸，就盡量別在外面抽菸，但是在家裡或能抽菸的地方應該不用特別在意」為由，不減少吸菸的數量。

②為訊息及環境加上濾鏡將自己的行為正當化

認為「自己又不是多嚴重的老菸槍，還有很多人抽得比我更兇」而死不戒菸，還會氣急敗壞地認為「關於抽菸與得肺癌的因果關係或二手菸危險性的數據都是假的！那種想法太奇怪了」而拒絕相信。

③加入主觀的看法等全新的要素將自己的行為正當化

認為「即使大家都說會得癌症、會給別人帶來困擾，飯後一根菸依然快樂似神仙。香菸是我活下去的動力，請不要對別人的興趣嗜好指手畫腳」，或是堅持「我祖父很愛抽菸，還不是活蹦亂跳地活到九十歲，最後走得也很安詳」，對抽菸的害處視若無睹。

人類很會讓一切合理化，為自己尋找不用戒菸的理由，說服自己相信「這個選擇準沒錯」。導致這種心理的認知失調其實是保護自己的防衛機制，因此很難用意志力打破這種防衛機制。而且將自己的行為正當化之後，還會讓抽菸的習慣更加根深蒂固，周圍的批評砲火愈猛烈，愈無法放下對香菸的執著。

● 家有癮君子的環境就跟北京的空氣一樣?!

有研究報告指出，跟抽菸的人一起住，幾乎等於生活在北京空氣污染最嚴重的地方。

聽說最近已經大有改善，但是想必各位都看過中國嚴重的空氣污染新聞吧。藍天之所以蒙上一層灰濛濛的霧霾，在於大氣中充滿了體積小於 2.5 μm 的懸浮粒子，稱為 PM2.5。

PM2.5 是體積非常小的粒子，因此很容易鑽進肺的深處，附著在體內，引起全身發炎，增加呼吸器官、循環器官的罹病機率及死亡率。在經濟成長率比較高的國家，環保追不上工業發展的腳步，因此 PM2.5 經常會引發空氣污染的問題。

然而，香菸的主流菸和副流菸其實才是離我們最近的 PM2.5 來源。

實際上，調查家裡有人抽菸和家裡沒有人抽菸的家庭空氣狀態，前者 PM2.5

的濃度大約是後者的十倍。還有數據指出，與吸菸者同車的時候，車上的 PM2.5 濃度高達二十倍。換句話說，如果住在一起的家人、配偶、男女朋友有人抽菸，不抽菸的人等同於生活在空氣污染嚴重的環境裡。

由此可知抽菸會對住在一起、自己重視的人的健康造成相當大的危害。因此從合理的角度出發，抽菸的人必須發揮意志力，減少抽菸的量，甚至主動戒菸。

然而，抽菸是一種很難戒的習慣。其中不乏挑戰戒菸卻失敗的例子，但他們多半是因為認知失調，將自己的行為轉化成「只要改在陽台上抽就好了」「只要改在抽油煙機下抽就好了」以改變行為的方式將自己的行為正當化，繼續抽菸。

無論周圍的人再怎麼有憑有據地說明抽菸的害處、再怎麼苦口婆心地勸癮君子戒菸，吸菸者也聽不進去，因為認知失調會讓當事人在自己心裡找到可以繼續抽菸的理由。

就算一個一個扳倒本人提出的理由，最後也可能會搞到本人惱羞成怒，不肯聽對方再說下去。比起路人甲乙丙丁，當對方是親朋好友、男女朋友、配偶等愈親密的人，當事人惱羞成怒的可能性愈大，有時候還會破壞珍貴的人際關係。

即使重要的人不假辭色地再三勸說，也無法打破癮君子死都要抽菸的習慣。

●科學上正確的戒菸法不需要「意志力」「毅力」「忍耐」

那麼，到底該怎麼做才能戒掉香菸呢？

難道只能像過去成功戒菸的人那樣，重複二十次以上的失敗，才能告別香菸嗎？

各位大可放心。

既不用靠意志力，也不需要有毅力，甚至不必忍耐，只要結合科學上正確的戒菸法與對抗尼古丁的藥物療法，就能成功地戒掉香菸。

本書從第二章開始，將為各位介紹幾個有幾分證據說幾分話，有助於戒菸的心理治療（心理學上正確的戒菸法）。只要加上這些作法，針對導致身體對香菸產生依存性的尼古丁對症下藥，就能大幅提升戒菸的成功率。

以下是美國衛生及公共服務部（HHS）的統計資料，在戒菸時引進一種心理治療（心理學上正確的戒菸法），戒菸成功率為十五・一%；引進兩種心理治療時，成功率為十八・五%，同時引進三到四種心理治療的話，成功率將高達二十三・二%。

另一方面，根據在國際間都具有極高可信度的考科藍合作組織的調查反饋，得知使用尼古丁受器促進藥物（戒必適）的戒菸成功率高達三十三・二%。換句話說，已有數據證明，**只要結合多種心理治療與藥物療法，戒菸成功的機率將高達五十%以上。**

成功率高達一半以上。比起光靠意志力與忍耐，就算能成功戒菸，也要經歷二十次左右的失敗，哪種方法比較有效，一目瞭然。

● 中斷抽菸的習慣，邁向「戒菸」的終點

既不用靠意志力，也不需要毅力，甚至不必忍耐，意味著並未壓抑想抽菸的欲望。

癮君子一、兩個小時沒抽菸，「想抽菸」的欲望就會湧上心頭，這股欲望很難控制。像這種時候，**觀察到「自己想抽菸」的反應，引進不讓自己採取「抽菸」這個行為的心理治療是戒菸的基本邏輯。**這樣才能停止抽菸的舉動，打斷抽菸的習慣，迎向戒菸的終點。

那麼就立刻開始挑戰吧。

期待各位都能挑戰成功。

讀心師 DaiGo

CONTENTS

第3章

科學上七種正確的戒菸法

第4章 有助於成功戒菸的五種心理學技巧

第5章 獻給想讓心愛的人戒菸的說服技巧

第 1 章

你為何無法戒掉香菸？

關於香菸的「三個誤解」

在「前言」也提到過，能成功戒菸的人挑戰戒菸的次數從六・一～二十九・六次不等，而且大部分的人都比較靠近二十九・六次這個數字。可見要「靠自己的意志力忍住不抽菸」這種常見的戒菸方法是多麼不容易的一件事。

即使癮君子下定決心「想戒菸」，也忍耐著「不抽菸」，而且持續了好幾天，但只要在某種契機下抽了一根，就會破戒，陷入「又失敗了……」的低潮，如此周而復始。

認為「戒菸失敗是因為我不夠努力」的挫折感會降低自己對戒菸的成就感，**結果導致自我肯定感較低落的人會採取「放棄」的行為來保護自己的內心世界。**

之所以會產生這種狀況，是因為對香菸有三個誤解。

戒菸失敗的人會有什麼心情

「就算想戒菸也不會成功」
「勉強自己戒菸也沒用」

↓ 逃避反應

「等真正想戒菸的時候再來戒」
「只要我拿出真本事一定能成功」
「世人對香菸的排斥與厭惡都與我無關」

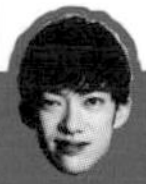

戒菸失敗的人會自欺欺人地想說「只要我拿出真本事一定能成功」，同時意識到「自己就是戒不掉」，在自慚形穢的情況下繼續抽菸！

誤解1 只要拿出決心就能成功戒菸

誤解2 香菸是因為尼古丁成癮才無法戒掉

誤解3 香菸能消除壓力。因為很美味才抽菸

另一方面，真相其實是這樣的。

真相1 單憑意志力無法戒菸

真相2 尼古丁成癮並不是重點

真相3 抽菸其實沒有理由，就只是習慣而已

為了讓各位讀者都能順利地實踐接下來要傳授給大家的戒菸法，本書將先從解開這些誤會開始。

誤解1

只要拿出決心就能成功戒菸

首先為各位介紹兩個研究調查的結果。

二〇〇四年，美國的佛蒙特大學展開「不使用藥物幫助戒菸或不進行心理諮商的戒菸成功率」調查，調查結果指出，不借助任何外力，光靠本人的意志力戒菸時，成功率只有四到七％。對照成功戒菸的人平均都挑戰了六・一到二十九・六次的數據，可以清楚看出「只要本人拿出決心就能成功戒菸」的門檻著實太高了。

此外，根據二〇一四年由考科藍合作組織進行的統合分析，不難發現利用戒菸軟體或戒菸網站的自助式（靠自己的意志自我管理、自我啟發的方式）的戒菸法也沒有太大的效果。

同一個分析指出，史上賣得最好的戒菸書《一千萬人都說有效的輕鬆戒菸法》裡頭也看不到能特別提升戒菸成功率的方法。

順帶一提，《一千萬人都說有效的輕鬆戒菸法》提出以下兩個戒菸的要訣。

・下定決心再也不抽菸。

・切勿悶悶不樂，享受戒菸的過程。

想當然耳，戒菸時絕對不能少了本人「想戒掉香菸」的決心。只不過，光是下定決心不再抽菸，就算能暫時擺脫香菸，也遲早會輸給「只抽一根」的誘惑。因為癮君子的生活裡充滿讓人想抽菸的「觸發裝置」。

例如明明已經開始戒菸了，卻捨不得丟掉的香菸、滿是回憶的打火機、車上殘留著菸味的愛車、每次吃完午餐就會自動走向吸菸區的同事們、與朋友喝酒時去了可以抽菸的酒吧或居酒屋、以前拍的被香菸燻黃的黑白老照片……。

總有那麼一個瞬間會讓你因為某些觸發裝置又點燃一根香菸，恢復老菸槍的習慣。為了成功戒菸，除了「想戒掉香菸」的意志外，**「重新審視生活環境」**和**「養成遠離香菸的習慣」**也缺一不可。

這時「想抽菸的時候不妨想像大草原的風景以轉移焦點」等自助式的心理學技巧根本派不上用場。必須要有「去掉所有的香菸」「把菸灰缸收進儲藏室裡」「不見有抽菸習慣的朋友」「不去可以抽菸的地方」等具體的作法。

更重要的是一定要搞清楚**「光靠意志力就想戒菸原本就很困難」**這點。比起面對困難的挑戰，為了提高成功率，事先準備好「B計畫」「C計畫」才是戒菸時的正確心態。

⬇光靠意志力無法戒菸

※**統合分析：**從隨機對照實驗（隨機將參加者分成兩組，一組給真的藥、另一組給假的藥，請參加者服用後，檢查效果的實驗）中蒐集大量可信度較高的數據，進行分析、得出結論，因此統合分析的結果可謂是具有高度科學可信度的數據。

誤解2

香菸是因為尼古丁成癮才無法戒掉

癮君子經常會開笑玩地說：「一旦尼古丁不足，手就會抖」「之所以坐立不安是因為缺乏尼古丁」「尼古丁不夠的話就會愛睏」等等，強調之所以抽菸是因為**尼古丁成癮**。

確實，香菸裡含的尼古丁的確是會讓人上癮的有毒物質。而且上癮的速度是世界上最快，體內一旦缺乏尼古丁，就會出現戒斷症狀。

吸進肺部的尼古丁會溶解在血液裡，與腦中的乙醯膽鹼受體（AChR）結合，釋放出大量多巴胺，從而產生快感，讓癮君子感覺到飄飄然。這就是「抽菸能讓自己冷靜下來」「感覺放鬆」的原理。

然而，**尼古丁在體內的分解速度極快，抽完菸三十分鐘，血液中的尼古丁便只剩下一半，一小時後只剩下四分之一。**這時會出現心浮氣躁、坐立不安、無法集中精神、想睡覺等戒斷症狀（醫學上稱為 Withdrawal 症候群），大腦會做出要求再次補充尼古丁的指示，導致癮君子又點燃下一根菸。因此人之所以想抽菸、之所以無法戒菸的原因出在尼古丁成癮的說明乍聽之下似乎很合理。

問題是，你睡著的時候會因為想抽菸醒來嗎？在全面禁菸的電影院看電影的時候，會因為想抽菸而看到一半離席嗎？

自從九〇年代飛機上全面禁菸後，前往歐美的癮君子在長時間的飛行過程中都無法抽菸。飛機剛開始全面禁菸時，確實發生過「海外的航空公司對躲在廁所抽菸的乘客收取高額的罰款」「發現有人抽菸的時候，原機返回出發的機場，向抽菸者要求天文數字的賠償金」之類的事件，但現在幾乎沒出過任何狀況。換言之，即使是一根接一根的老菸槍，也能在飛機上忍著不抽（寫到這裡，大家可能會以為還是能靠忍耐戒菸嘛，事實上他們一抵達目的地或轉機的地點就立刻衝進吸菸區）。

重點在於只要改變環境，**即使是尼古丁成癮的人，也能停止抽菸幾小時，長的話甚至可以來到十幾個小時。**這也證明尼古丁引起的戒斷症狀其實沒那麼嚴重。

當癮君子搭飛機的時候，確實會因為不能抽菸而坐立不安。但是不難發現，**「強烈想抽菸」的衝動頂多只會持續兩、三分鐘。也知道只要戒菸三天，尼古丁就會完全排出體外。**

戒菸會出現戒斷症狀，但是程度並不嚴重，只要處於不能抽菸的環境就可以忍著不抽。也就是說，「因為尼古丁成癮而戒不掉」只不過是癮君子的刻板印象。

⬇尼古丁成癮的嚴重性並不高

誤解3

香菸能消除壓力。因為很美味才抽菸

你還記得自己剛開始抽菸的原因嗎？

「在學長的推薦下」
「因為電影男主角抽菸的樣子很帥」
「自然而然」
「因為看起來很成熟」

問癮君子這個問題，可能會得到各式各樣的回答，但因為深刻的原因而開始抽菸的人少之又少。而且「起初還嗆到了，感覺好苦」「從來不覺得香菸美味，但還是抽」「至今仍討厭別人抽的二手菸」「其實很不喜歡菸味」的癮君子也所在多有。

癮君子的回答中，我覺得最有趣的莫過於「明明一點也不美味，就只是自然而然地抽著」「偶爾就是無論如何都想抽菸，你不覺得嗎？」很多人明明對抽菸也心存懷疑，卻還是繼續抽菸。

當然，其中也有因為「味道很好」「我喜歡菸味」把抽菸視為一種愛好的人，或強調抽菸的功能「可以消除壓力」「有助於提神醒腦」的人。但是問這些人「你抽的每根菸真的都很美味嗎？」「抽菸真的能消除壓力嗎？」通常會得到「真正美味的其實只有飯後那根菸」「只有早上的第一根菸才具有提神醒腦的作用」的答案。

換句話說，**每天抽上十幾二十根菸中，真正能感受到味道、效能的寥寥無幾，除此之外幾乎都只是自然而然地抽著香菸。**

那麼，為什麼會自然而然地抽起菸來呢？

主要有兩個原因，一是「尼古丁的戒斷症狀」，然而，就如同誤解2的解說，「尼古丁的戒斷症狀」並不是強烈到無法忍耐的欲望。

另一個原因是「養成抽菸的習慣」。倒也沒有非抽不可的強烈欲望，但飯後就是習慣來上一根菸。工作中、上廁所的時候也會順便在室外的樓梯間來一根。

看見主管走向吸菸區，明明沒有特別想抽，還是跟出去抽根菸。

洗完澡，喝著啤酒，自然而然地來一根。

假日午後，沒事幹的時候也來一根。

這種習慣在心理學上稱為「條件反射」的動作。

「巴夫洛夫的狗」是最常用來說明條件反射的實驗。

給狗吃飼料時，如果每次都先搖鈴，以後狗聽到鈴聲就會流口水。這是因為鈴聲構成觸發裝置，不管狗餓不餓，不管你會不會真的給牠飼料，狗都會流口水。

同樣地，菸癮愈重的人，經常抽菸的時間、經常抽菸的地點愈容易成為觸發裝置，明明不想抽菸，也會情不自禁地抽起菸來。

舉例而言，即使已經成功戒菸，如果以前抽菸的時候已經養成「邊喝威士忌邊抽菸」的習慣，一旦開始喝威士忌，手就會情不自禁地尋找香菸及打火機。

經由條件反射不斷地周而復始，養成習慣最可怕的問題莫過於這幾乎是**「下意識的反應」**。某位癮君子說他離開自己家，走到大樓外的瞬間，不知不覺已經從口袋裡拿出香菸，點上火了。

做出這一連串的動作時，他完全沒想到「我想抽菸」或「來根菸吧」，甚至沒有意識到香菸，腦海中只有「今天的工作」「要怎麼去客戶那邊」的念頭。

換言之，**他並不是依自己的意志抽菸，而是因為已經習慣成自然，不假思索地採取抽菸這個行動。**

一般的戒菸法之所以行不通，最主要的原因在於沒有對這種「習慣成自然的下意識抽菸」採取對症下藥的策略。誤以為「可以靠意志力戒菸」的人認為只要多加留意，就能避免「習慣成自然的下意識抽菸」。但既然是在無意識的情況下抽菸，光靠注意是無法忍耐的。

為了改變下意識習慣成自然的行為，必須「整頓環境」「學會停止自動思考的心理學技巧」。反過來說，只要能整頓環境、停止自動思考，就能停止下意識習慣成自然的行為＝抽菸。那麼，從下一章開始就為各位介紹具體的戒菸方法。

⬇抽菸從沒有理由，就只是自然而然的習慣

COLUMN

戒菸會變胖是真的嗎？

「戒菸會變胖」是很多猶豫著要不要戒菸的癮君子最常牽拖的理由。

確實，根據對使用戒菸輔助藥而成功戒菸的人進行追蹤調查指出，開始戒菸後的三個月，幾乎所有人的體重都增加了，十二個月後，平均增加了四．五～六公斤。原因有下列幾點。

- 戒菸期間對尼古丁的戒斷症狀會讓人心浮氣躁，導致胃口大開。
- 因為少了抽菸這個習慣性的動作，會讓人手足無措，一直吃零食。
- 戒菸會改善味覺，增加食量。

換句話說，「戒菸會變胖」的說法是真有其事。大部分的人一旦開始戒菸，確實會暫時變胖。

然而，學者也指出體重增加對健康的危害遠不及繼續抽菸對健康的危害大。比起這輩子因為戒菸得到的健康，一時增加的體重根本算不了什麼。

另一方面，研究也指出，可以藉由控制熱量吸取來避免體重增加。減肥沒有特別的技巧，只能採取對一般人也有效的方法，一步一腳印地接近理想體重。

具體的作法是每天量體重，記錄每天的體重變化，再加上適度地運動，計算熱量，提醒自己飲食要均衡，盡量不要吃零食等等。更詳細的減肥法請參照拙作《意志力減肥法》。

話雖如此，如果開始戒菸的同時又要減肥，壓力會很大，導致「魚與熊掌不可兼得」的結果。因此比起同時追逐好幾個目標，集中火力攻擊一個目標，成功率比較高。

由此可知，不妨從戒菸進入穩定期的第 12 週以後再開始控制體重比較好。

第 2 章

進行事前準備

下定「戒菸」的決心

開始戒菸前要做的準備工作中，有一件事無論如何都要完成，那就是你自己要下定「戒菸」的決心。

即使是既不憑意志力，也不靠毅力就想成功戒菸的心理治療戒菸法，若付諸實行的當事人沒有「想戒菸」的念頭，就不可能成功。無論用上再厲害的心理學技巧，都無法讓不想戒菸的人戒掉香菸。

這點不止戒菸，放諸所有的習慣皆準。

我接下來要介紹給各位的戒菸法不需要意志力，但是為了養成新習慣，必須由你自己踏出第一步。

向身邊的人宣布要戒菸

請容我再問你一次。

「你想戒菸嗎？」

如果這個問題的答案是 yes，下一步就是要向大家宣布你的決定。

請向你認為重要的人、尊敬的人、不希望對方輕蔑自己的人、不想辜負對方期待的人、男女朋友、親朋好友、父母及配偶、子女宣布：**「我要開始戒菸了！」**

可以的話，不只口頭宣布，請寫在紙上，分給大家。

也可以在部落格或臉書等社群網站上宣布「我要戒菸了！」**將推特或 LINE**

的帳號改成「名字@正在戒菸」也是個好主意。

這是稱為**「公開承諾」**的心理學技巧。人一旦向別人宣布自己的想法或目標，就會產生一種必須配合這個想法或目標採取行動的心理。如此一來，就很有可能真的得到與宣言無異的結果。

在社會心理學的經典《影響力的武器》中提到過一個自尊心很強的女性利用自己非比尋常的自尊心成功戒菸的故事。

她決定戒菸後，花了一個禮拜製作「我想得到這個人的尊敬」名單，準備好名片大小的卡片，一張一張地寫下「我發誓絕不再抽菸」，交給名單上的人。父親、兄長、上司、摯友、前夫、現在的男朋友。每當她又想抽菸的時候，就會想到「要是我又忍不住抽菸，收到卡片的人會多麼瞧不起我啊」，終於戒菸成功。

「公開承諾」是透過向重要的人承諾自己想達成什麼目標，藉此達成目標的技巧。

其背後有兩股動力。

一是想讓自己覺得重要的人、尊敬的人、不希望對方輕蔑自己的人、不想辜負對方期待的人認為自己是個「值得信賴的人」。

另一股動力是稱為「一致性原則」的欲望。這種心理層面的欲望深深地紮根於人類的行為之中，令我們想守住一開始決定要「這麼做」的選擇，追求一致性。

舉例而言，開始戒菸後，一旦破戒，就會因此充滿挫折與罪惡感，進而打破「一致性原則」，做出背叛自己的事。

換句話說，「公開承諾」具有讓「想保持一致性的欲望」與「想抽菸的欲望」互相碰撞，加上「重要的人給予的評價」這個要素，方能達到讓人繼續保持戒菸的效果。

製造動機

發誓想戒掉香菸，藉由向周圍宣布這件事以做出「公開承諾」是邁向戒菸的第一步，也是要成功戒掉菸癮不可或缺的動作。但是如果只有這樣，準備工作還不算完成。

「公開承諾」只是起點，以下再為各位介紹一個能提高戒菸成功率的方法。

位於費城的「福克斯契斯癌症中心」進行了一項與戒菸有關的研究，比較很清楚地知道自己什麼要戒菸、具有明確動機的人與沒有明確理由或動機的人之間的戒菸成功率。根據規模高達一萬人的數據整理出來的結果，發現**有動機的人其戒菸成功率是沒有動機的人一・四五倍。**

研究小組認為「給自己動機」是提高戒菸成功率的重點，舉行了「製造動機的面試」，讓當事人表明自己戒菸的原因。以下是幾個具體的動機。

「小孩出生了，所以得戒菸。」

「剛開始交往的對象不抽菸，所以得戒菸。」

「為了實現參加全馬的夢想，所以得戒菸。」

說穿了，其實就是「公開承諾」再加上「製造動機」。本書將從做到這一點開始戒菸。所以實際執行戒菸計畫的時候，請先做好這些準備。

讓三十年以上的癮君子戒菸

我自己並不抽菸，但是曾經幫助過菸癮長達三十年以上的癮君子戒菸。我們年紀差很多，但他是我很珍貴的朋友，只可惜每次見面都會因為他的菸癮而傷透腦筋。

他是個老菸槍，就連吃飯也菸不離手。想當然耳，我的衣服難免也跟著染上菸味。帶著一身菸味回家，貓咪們都避之唯恐不及，所以我一直希望他能戒菸。

有一次，機會來了。我和他還有他的伴侶一起去南方島嶼旅行。他說他曾經起心動念「為了健康，想要戒菸」，可是因為沒有強烈的動機，就一直拖到現在。於是我在旅途中滔滔不絕地講了一大堆抽菸的害處。

「根據美國癌症協會發表的統計數字指出，二〇一一年美國國內死於癌症的三十四萬五千九六十二人當中，有十六萬七千八百零五人都是因為抽菸致癌。死於癌症的男性中，五十一・五%都是因為香菸。肺癌是最常見的癌症，其中約八十%都是因為抽菸。其次為咽喉癌，與香菸的關聯性也高達七十七%……。香菸是十一種癌症的原因。」

「根據過去進行過十六件基因研究的統合分析，比較吸菸者與戒菸成功者的基因，發現抽菸的人有超過七千個基因會發生異常。目前尚不知其中三分之一的基因會有什麼反應。然而戒菸後，大部分的異常基本上都會在五年之內恢復到正常水準。且大部分的異常都發生在與心臟病和癌症有關的基因上。」

「如果從二十歲一路抽到七十歲，菸齡長達五十年，買香菸的錢與花在抽菸上的各種相關費用加起來將近一千六百萬圓左右。」

「癮君子一輩子花在吞雲吐霧的時間為三年四個月（約兩萬九千小時）。」

「長期抽菸的人會長成一種特殊的模樣，稱之為『老菸槍臉（smoker face）』。眼尾及嘴角會產生明顯的深刻皺紋，皮膚黯沉，嘴唇乾燥，白髮也會變多，牙齒及牙齦會變色，口臭很嚴重。一般人的臉都是從中年才開始老化，長期吸菸的人即使年紀輕輕也長了一張老菸槍臉。並不是隨著年齡增長才逐漸老化，而是提早老化。」

我口若懸河、語重心長地講了一大堆，最後還告訴他：「我非常重視你這個朋友，但也覺得與你這個老菸槍相處時很痛苦。」聽我這麼說，他喃喃自語道：「那我戒菸好了。」

事不宜遲，他立刻遵照我的指示，向他的伴侶宣布他要戒菸，還在社群網站上也說了這件事，完成「公開承諾」後，設定第二天早上開始戒菸，一口氣丟掉身上所有的香菸及與香菸有關的物品（詳細的方法請參照第3章以後的說明）。

老實說，一下子就設定開始戒菸日、一口氣丟掉所有與香菸有關的物品其實是過於躁進的作法，幸好當時我就在旁邊，可以隨時提供意見，這種機會可一而不可再，所以他很順利地開始戒菸了。

第二天起，我以採訪的形式直接給了「科學上七種正確的戒菸法（第3章）」和「有助於成功戒菸的五種心理學技巧（第4章）」的指導，例如「什麼情況會成為你想抽菸的觸發裝置？」「為了今後想抽菸時能做點別的事，來擬訂『if then 方案』吧」。

想抽菸的時候就用最新型的電子菸 VIENTO 來代替。VIENTO 是不含尼古丁、焦油的蒸氣式電子菸，以植物成分製成，一共有六種口味，任君挑選。一個彈莢可以吸兩百五十次左右，因此只要要求自己「抽完一根電子菸以前，再怎麼想抽都不能抽真的菸」就能遠離香菸。

這是把「抽菸」的習慣換成「抽點什麼別的東西」以抑制菸癮的心理機制。因為人只有一張嘴巴，無法同時進行兩種「吸的動作」。因此在抽電子菸的時候，就能讓強烈的抽菸欲望隨風而逝。

結果他在旅途中開始戒菸，經過半年，現在已經過著不抽菸的生活。旅途中協助他戒菸的過程也加深了我的自信。**因為我能肯定採取由各式各樣的研究歸納而成的心理治療來協助戒菸確實十分有效。**

本書的使用方法

像「〇〇減肥法」那種堅持某一種作法的方法並沒有改變習慣的力量，所以就算短期能成功，長期也無法順利。希望大家在看這本書的時候都能記住這點，**光靠單一的手法無法成功戒菸。**

在理解到這一點的前提下，為了實現各位「想戒菸」的願望，自下一章起將立刻為各位介紹幾種「戒菸法」。

為了讓各位從中擷取適合自己的方法，加以實踐，本書也會介紹有助於各位成功戒菸的「心理學技巧」。請結合這些作法，遠離「抽菸的行為」及「想抽菸的欲望」。

別擔心，一定能成功地戒掉香菸。

COLUMN

加熱式香菸的危害沒有紙捲菸大？

最近揚言「我想戒菸，所以開始改抽加熱式香菸」的人愈來愈多。加熱式香菸是利用電子式的專用工具加熱菸草，吸取其所產生的蒸氣。

日本國內販賣三種加熱式香菸，分別是菲利普莫里斯的「IQOS」及英美煙草的「glo」、JT 的「Ploom TECH」。加熱式香菸的特徵在於不會產生煙灰和煙霧，沒紙捲菸那麼臭。

各家菸草公司都主張他們家的產品對健康不會有太大的影響，其中又以販賣「IQOS」的菲利普莫里斯聲稱「紙捲菸的煙霧裡含有 6000 種以上的化學物質。IQOS 將其中 9 種被 WHO（世界衛生組織）認定為特別有害、或者是可能有害的化學物質（甲醛及一氧化碳等等）削減到只有紙捲菸的 1 成」。

話雖如此，但是由公正的第三方對加熱式香菸的檢查與驗證現在才要開始，目前只有少之又少的研究，其中一項由瑞士的伯恩大學的研究團隊針對 IQOS 的有害物質進行調查的論文指出，即使有害物質的量比紙捲菸減少許多，但是關於部分有害物質的削減率，與香菸公司自己做的研究有很大的落差。主要是致癌物甲醛的削減率，並沒有減少到只剩下一成，而是減少了二十六%。

另外，關於因為不會產生煙霧，可以降低吸到二手菸的風險這點，研究報告也指出「只是看不見煙霧，加熱時產生的致癌物還是會外洩給周圍的人」。

換句話說，現階段只是因為「加熱式香菸的數據還太少，所以無法斷言是否對身體有害」，老實說，並不了解加熱式香菸真實的情況。

順帶一提，專家學者花了二十到三十年才完成紙捲菸對身體有害的研究，可見大概得花上相同的時間，才能搞清楚加熱式香菸對身體的影響。

第 3 章

科學上七種正確的戒菸法

最強的戒菸法
何謂「CDC戒菸計畫」？

喬治亞州亞特蘭大的美國疾病管理預防中心（CDC）是一個不分海內外，以保護人民的健康與安全為目的的聯邦機構。

被譽為預防傳染病、預防病毒的最後一座堡壘，也出現在〈危機總動員〉及〈陰屍路〉等電影或劇集裡。網羅最新型的設備與最頂尖的人才，提供與健康及安全有關的資訊，是很有名的機構。

該機構自一九四六年成立以來，蒐集了相當豐富關於抽菸及戒菸的數據。二〇一七年，不只提出了「全美十八歲以上的抽菸人口大約四千萬人，占總人口十七％」的統計資料，也針對抽菸與癌症的關聯性、副流煙造成的二手菸傷害等等，提出了詳細的數據。

「CDC戒菸計畫」則是根據CDC經年累月積攢的研究資料發表的戒菸法，一共由九個項目構成，戒菸成功率比其他千奇百怪的方法高出許多。

實際上，荷蘭的馬斯垂克大學於二〇一三年進行的檢證實驗（隨機對照實驗）比較採用「CDC戒菸計畫」的抽菸者與沒採用「CDC戒菸計畫」的抽菸者的戒菸成功率，發現前者的戒菸成功率為五十九％，後者的戒菸成功率只有二十九％。

由其他大學或研究機構進行的後續追蹤調查也得出相同的結果，**「CDC戒菸計畫」以一種心理治療（心理學上正確的戒菸法）的方式，說是現階段戒菸成功率最高的戒菸法也不為過。**

接下來，本書將從「CDC戒菸計畫」的九個項目中，精選五個據說效果特別好的方法介紹給大家。在第3章裡，除了這五種方法之外，再加上「藥物療法」和「寫戒菸日記」這兩種方法，為各位介紹**「科學上七種正確的戒菸法」**。

「CDC戒菸計畫」為何是最強的戒菸法？

「CDC戒菸計畫」之所以能成為最強的戒菸法，其原因在於不仇視香菸、不責備抽菸的自己、不勉強自己忍耐，而是針對抽菸的習慣本身，對症下藥。

而且是在決定要採取哪個項目後才進入具體的行動，因此不需要每次都訴諸於「為了戒菸一定要這麼做」「為了遠離香菸得努力才行」等自我克制的意志力。

「CDC戒菸計畫」可以簡單地整理成以下三步驟。

・留意會產生慣性行為（抽菸）的狀況
・擬訂遠離那個狀況（抽菸習慣）的方案
・擬訂能執行那個方案的作法（戒菸習慣）

換句話說，並非扭轉你對香菸的意識或想抽菸的欲望，而是在每天的行為上下點工夫，經由日復一日的積累，讓抽菸的習慣逐漸轉變成戒菸的習慣。

順帶一提，接下來要介紹給大家的七種戒菸法不需要全部派上用場，請組合幾個適合自己的方法，善加運用（美國疾病管理預防中心則是建議從戒菸計畫的戒菸策略中選擇三個自己認為「這麼一來應該戒得掉」的方法）。只不過，如果只從七個方法裡選一個，然後再加上「剩下靠意志力……」這種自創戒菸法的話，戒菸成功率將顯著下降，請特別注意。

為了改掉你的戒菸習慣，不妨從在生活中融入三到四個效果比較好的方法，開始執行。

科學上正確的戒菸法1

〈CDC戒菸計畫〉

設定「開始戒菸日」

第一個戒菸法是**「將開始戒菸日設定於 2 週後」**。

一般的戒菸方法都建議一旦決定「要戒菸！」之後，盡可能趕快開始戒菸。可以的話，最好從起心動念要戒菸的那天就開始戒菸，一分一秒都不要浪費。

「CDC戒菸計畫」卻反其道而行，「將開始戒菸日設定於兩週後」，這時有個注意事項，那就是「為了避免開始戒菸那天手邊還有很多工作要忙，會因此造成壓力，所以在設定開始戒菸日的時候要避開這些情況。」

至於為什麼要隔兩週呢？無非是為了給自己一段迎向戒菸的準備期間。「CDC戒菸計畫」的作法是在這段準備期間內找出抽菸的觸發裝置（狀況），拿掉身邊所有的香菸及與香菸有關的東西，擬訂想抽菸時的「if then 方案」。

詳細說法會在後面再加以說明，這兩週至少要進行以下的準備。

- 找出所有與抽菸有關的觸發裝置，例如「喝了酒就想抽菸」
- 擬訂「if then 方案」，像是「萬一有人要約自己去喝酒，就以『我必須去健身房』為由拒絕，而且真的去運動」

倘若第2章介紹的「公開承諾」是下定決心開始戒菸的日子，那麼接下來的兩週就是準備期間，從第十五天開始戒菸。

將開始戒菸日設定為「假日」或「長假的第一天」

重點在於**設定好的開始戒菸日絕對不能更動。**人類是對自己寬容，很容易把計畫一拖再拖的生物。因此請在月曆或行程表等平常就會看到的工具上寫下開始戒菸日，用紅筆大大地圈起來，給自己留下深刻的印象。

利用「公開承諾」向身邊的人宣布「小孩出生了，所以要戒菸」之類的動機，將開始戒菸日設定為兩週後。在兩週內做好接下來要介紹的「遠離香菸」的準備。

只不過，如同「CDC戒菸計畫」寫的注意事項那樣，如果**事先知道兩週後會與壓力比較大的時間撞期，不必勉強自己一定要從十五天後開始戒菸。**因為這時就算想遠離長年養成的抽菸習慣，強大的壓力反而會變成觸發裝置，導致很可能一開始就戒菸失敗。

那麼，該把開始戒菸日設定為哪一天，才能提高戒菸成功率呢？

心理學上的建議是**假日的早晨**。

人類睡飽後，控制自己的能力比較高，假日也比較沒有會造成壓力的意外，所以很適合培養新的習慣。說得更具體一點，如果能把開始戒菸日設定為**剛開始放長假的時候再理想不過了**。

假設一個月後的夏天要和全家人一起去旅行，不妨在家族旅行的兩週前進行「公開承諾」，宣布「為了不讓大家再吸到二手菸，我要趁旅行的機會戒菸！」將出發日設為開始戒菸日。

藉由打包行李時排除所有與抽菸有關的物品，也能同時讓自己遠離「抽菸」的行為，旅途中不只生活環境改變，還會發生許多快樂的事，所以很容易逃離「想抽菸」的欲望。

科學上正確的戒菸法2

〈CDC戒菸計畫〉

看穿抽菸的觸發裝置（狀況）

如同第1章的介紹，癮君子會想方設法給自己找藉口，但是在大部分的情況下，抽菸其實只是個習慣。

心理學稱這種構成觸發裝置的習慣為「脈絡（前後行動、環境、自動化思考）」，認為「脈絡會養成習慣」。

所謂「看穿抽菸的觸發裝置（狀況）」是指看穿你抽菸前的脈絡，探索養成抽菸習慣的理由。

以下立刻為各位介紹具體的作法。

請準備好紙筆或手機的備忘錄功能。

然後回想你多半在什麼時候抽菸，寫下當時的狀況。

緊接著，探索會導致那種狀況的脈絡，想到什麼就補充上去，例如以下這種感覺。

例

狀況 一踏出家門就點菸。

脈絡 家人討厭二手菸，在家裡不方便抽菸，所以踏出家門就下意識地從口袋裡掏出香菸，點燃來抽。

狀況 午休結束時，癮君子都聚集在吸菸區，自己也自然而然地跟上去。

脈絡 因為大家都在抽，自己也不知不覺走向吸菸區。心想大家都在抽菸，自己也得跟著抽才行……。

狀況 晚上回到自己一個人住的家裡，嘆口氣，同時也抽根菸。

脈絡 放鬆下來沒事做，依序順手拿起桌上的電視遙控器、一整包香菸、打火機。

藉由寫下這些脈絡，就能搞清楚習慣成自然的抽菸狀況是在什麼樣的動機、什麼樣的環境下發生。

這裡有個非常重要的重點，為了改變某種習慣，最初必須先意識到**自己具有什麼樣的動機，在什麼樣的環境下採取習慣性的動作。**

問自己是不是真的想抽菸

舉例而言，如果是**「一踏出家門就點菸」的情境，只要把環境改成「出門時不帶香菸和打火機」，就能改變行為模式。**也就是說，藉由知道觸發裝置，改變環境，就能改掉已經養成習慣的不良舉動。

另外，像這樣寫下來一看，也能知道抽菸的動機其實都是無可無不可地浮現腦海，幾乎沒有「再不抽的話，就會因為缺乏尼古丁而發抖」這種迫切的動機，應該都**只是在無意識的情況下抽菸。**

意識到這一點，就能問自己：「明明不想抽，卻又不由自主地抽菸是為哪樁？」開始自然而然地適應戒菸這個新習慣。

重點在於不是「禁止自己抽菸」「勉強自己忍耐」，而是問自己「抽也沒關係，但我真的是因為想抽才抽菸嗎？」

舉例來說，如果是「午休結束後自然而然地進吸菸區抽菸」，可以問自己「我現在真的想抽菸嗎？」來改變「大家都在抽菸，我也不能落單」這種自動化思考。

這麼一來，應該會意識到下面這件事。

「對耶，我現在其實不想抽菸，只是看到同事都去吸菸區，開啟了我**自動化思考的開關**」「想抽菸的其實是同事而非我自己，那我不去也不會死吧？」

光是多了這個緩衝機制，就能大幅度降低自己走向吸菸區的機率。

「隨環境起舞的抽菸」≠「想抽菸的欲望」

由此可知，沒有特別的動機，只是隨環境起舞的「抽菸」行為其實與「想抽菸」的欲望無關，這是「看穿抽菸的觸發裝置（狀況）」最主要的目的。只要搞清楚「動機與環境」，就能因應受「動機與環境」影響「來抽根菸吧」這種**自動化思考**。

- 經過吸菸區就走進去抽一根（**這是基於「不抽就虧大了」的想法嗎？**）
- 喝了酒就想抽菸（**或許只是因為沒事做？**）
- 看到朋友抽菸，自己也想抽菸（**看到有人抽菸，覺得香菸很美味的樣子。實際抽了又不覺得有多美味。所以其實只是想跟大家一起抽菸？**）
- 去便利商店買東西，結帳時總會不由自主地買包菸（**與家裡還有沒有香菸無**

關，只是基於可以買的時候就順便買一下的自動化思考？）

・工作太忙的時候就想抽菸（一方面是因為心浮氣躁，另一方面是因為主管也抽菸，所以是基於如果只是因為出去抽根菸，主管比較不會怪罪的理由抽菸？）

不妨像這樣寫下抽菸的狀況與可以想到的脈絡。

這時就算只是基於推測的脈絡，也不用放在心上。

重點在於你要客觀地審視、觀察自己抽菸時的狀況。經過這個步驟，接下來將為各位介紹的第3個技巧「排除會讓人想抽菸的提醒」與第4個技巧「擬訂想抽菸時的『if then 方案』」更有效。

科學上正確的戒菸法3

〈CDC戒菸計畫〉

排除會讓人想抽菸的提醒

第3種戒菸法是「排除會讓人想抽菸的提醒」。這是為了迎向2週後的開始戒菸日，從生活周遭拿掉所有會讓自己聯想到抽菸的東西、所有的香菸及與香菸有關的物品所做的前置作業。

香菸、打火機、菸灰缸當然不用說，請盡可能處理掉所有會讓人聯想到抽菸的東西。比方說，我們已經知道即使只是微乎其微的二手菸味，也會變成抽菸的提醒，如果可以的話，請換掉所有染上菸味的衣服或包包、手帕等貼身物品。

也要徹底打掃以前在家經常抽菸的地方，例如陽台或抽油煙機底下、床頭櫃、廁所等等。菸蒂、菸灰、附著在牆上或床上的菸垢、焦痕等所有可能會讓人想起抽菸這件事的痕跡都要近乎神經質地消除乾淨。

不僅如此，即使是與香菸無關的東西，**抽菸時讓人感到愉快的物品也會成為「讓人想抽菸的提醒」**，所以都要特別注意，必須徹底排除。

一旦養成晚上邊喝日本酒邊抽根菸的習慣，就得戒掉在晚上喝一杯的習慣。如果執行起來很痛苦，就不要喝日本酒，改喝啤酒或葡萄酒等在你心中與香菸的關聯性比較低的酒。

除此之外，也可以請家人幫忙把拍下自己抽菸的照片移到自己看不到的地方。**盡量不要靠近隨時都能買到香菸的商店或自動販賣機，**也能排除會讓人想抽菸的提醒。

重點在於要在開始戒菸日前兩週內完成這些準備工作。

因為如果開始戒菸才要排除會讓人想抽菸的提醒，反而會成為「想抽菸」的觸發裝置，啟動自動化思考的開關。

建議比照設定開始戒菸日的要訣，利用假日來掃蕩所有會讓人想抽菸的提醒。原因其實是一樣的，因為自我控制的能力會在睡飽的假日早晨滿血復活，實行力、判斷力也比較高。

不妨許下心願：「好，接下來要改變自己的人生了」，告別過去的回憶。

剛開始戒菸的時候，一定會有想抽菸的時刻。

這是無法否定的事實。

因此針對未來可能會出現的香菸誘惑，事先消除所有可能讓你抽菸的選項，有助於提高戒菸的成功率。請利用2週的準備期間，盡可能排除身邊所有會讓你聯想到香菸的事物。

科學上正確的戒菸法4

〈CDC戒菸計畫〉擬訂「if then 方案」

第4種戒菸法是**「擬訂想抽菸時的『if then 方案』」**。「if then 方案」的效果得到九十四件學術研究背書，獲得心理學認證，被譽為**「斬斷壞習慣，養成新習慣」的最強技巧。**顧名思義，如果你還在猶豫，不妨先想好「萬一（if）發生○○，（then）就要採取△△行動」，不僅能面對失敗，還有助於養成新習慣。

舉例來說，我每天早上起床都會立刻做SIT（全力衝刺三十秒，休息三分鐘，再全力衝刺三十秒）的高強度運動，藉此促進血液循環、讓腦部醒來，展開一天的活動。如今已完全養成習慣，每天早上都要運動，但是剛開始的時候也曾有過每天都覺得「好睏」「好累」的過程。

愈是這種時候，「if then 方案」愈有效。

我將「if」「一旦發現自己愛睏」，「then」「起床，開始 SIT」養成習慣。這麼一來，就不會再拖拖拉拉地思前想後。這時不需要意志力，而是活動身體。「睏嗎？那就來做 SIT 吧！」如此週而復始，養成新的習慣。

將「if then 方案」用於戒菸的作法也大同小異。只要將已經養成的習慣視為「if」，決定好想這麼做的時候「then」要做什麼即可。

如果是抽菸的習慣，假設「吃過晚飯想抽根菸的話」是「if」，那麼「then」就是「立刻刷牙、漱口、喝水」。

順帶一提，也有人針對「if then 方案」對戒菸的效果進行調查，證明是真的有效。釐清「想抽菸的時候」都是些什麼時候，將其視為「if」，盡情設定「then」

要怎麼做。只要事先執行前面為大家介紹的第2種戒菸法「看穿抽菸的觸發裝置（狀況）」，就能視其為「if」。

用於戒菸的「if then 方案」三步驟

以下是擬訂用來戒菸的「if then 方案」的具體作法。

①想像想抽菸的場面

（想像「看穿抽菸的觸發裝置（狀況）」時浮現腦海的情況）

例

- 早上醒來
- 看到有人在吸菸區抽菸的時候
- 晚上哄睡孩子後
- 加班時

②想好萬一陷入「①」的狀態該怎麼辦

例

・早上醒來，立刻起床、洗臉、準備早餐
・不要經過吸菸區。就算不小心經過也要快步通過
・晚上哄孩子睡覺時乾脆跟孩子一起睡。或哄睡孩子後，再來喝杯熱茶
・加班暫時離開座位休息時，深呼吸，做伸展操。或是盡量不要加班

③把在「②」想到的方法擬訂為「if then 方案」

例

・如果早上醒來想抽菸，就去洗臉、準備早餐
・萬一經過吸菸區要快步通過
・萬一三更半夜想抽菸，不妨喝杯熱茶
・萬一加班時想抽菸，請站起來，伸伸懶腰，深呼吸

順帶一提，也可以知道就「if then 方案」而言，「then」後面的選項愈多，成功率愈高。

- 如果早上醒來想抽菸，就去洗臉、準備早餐。要是這樣還壓不住想抽菸的衝動，不妨出門走走。
- 萬一經過吸菸區要快步通過。要是看到吸菸區就想抽菸的話，請改嚼口香糖。
- 萬一三更半夜想抽菸，不妨喝杯熱茶。要是這樣還想抽菸的話，不妨去沖個澡。
- 萬一加班時想抽菸，請站起來，伸伸懶腰，深呼吸。要是這樣還靜不下心來，乾脆結束工作回家。

我們如果不事先想好「什麼時候要做什麼事」，行動就無法持之以恆。針對已經預測到的失敗，只要事先準備好「萬一失敗，就改用B計畫」的備選方案，還能讓你擬訂的「if then 方案」更完善，不容易崩塌。

將「if then 方案」的備忘錄變成「戒菸提醒」

在開始戒菸日前的兩週內盡可能多擬訂一點「if then 方案」，寫下來，整理成備忘錄，放在隨身攜帶的行事曆裡。

這麼一來，想抽菸時隨時都可以拿出來看，讓自己一看就知道「想抽菸的話該怎麼做」。換言之，這麼做是讓「if then 方案」變成「戒菸提醒」，產生作用。

如同前面所說，戒菸的難度基本上非常高，幾乎所有人都失敗過不止一次。因為我們會過於相信自己的自制力，誤以為光靠意志力就能戒掉香菸。結果就是沒有意識到引發抽菸習慣的觸發裝置，只是忍著不抽，所以很容易失敗。

重點在於營造出不用自我克制也沒關係的狀況，準備一套能擺脫習慣的備用方案。

以下是美國進行的研究，研究人員為了分析習慣的可怕程度，進行了爆米花實驗。將參與實驗的人分成兩組，讓其中一組在電影院看電影預告，讓另一組用會議室的大螢幕看音樂錄影帶。

這時兩組都分到爆米花，卻發現在電影院看電影預告的人吃掉的爆米花比用會議室的大螢幕看音樂錄影帶那組多了一倍。這與受試者餓不餓、平常有沒有在電影院吃爆米花的習慣、是好吃的爆米花還是受潮的爆米花等條件無關，兩組吃掉的爆米花始終維持在一定的差距。

研究人員因此得以確認受試者養成習慣之後的影響力有多大。「電影院」與「電影預告」成為觸發裝置，即使受試者不是特別想吃爆米花，即使爆米花不是特別好吃，也會默默地吃下爆米花。

從理論的角度來思考，肚子不餓的話不用吃爆米花，受潮的爆米花也不好吃，所以吃了一口，應該就不會再吃了。然而一旦湊齊「電影院與電影」這兩個條件，人就會遵循習慣，不管是什麼樣的爆米花，都會一口接一口。與爆米花的味道或肚子餓不餓無關。

結合兩種戒菸法，利用習慣的魔法來停止抽菸

為了改變習慣的魔法導致無意識的行為，重點在於要觀察、警覺觸發裝置，並將經由觸發裝置引起的行為轉換成別的行為。

當習慣潛伏於潛意識之中，行為就不受控制。如果想改掉抽菸的習慣，最快的辦法是刻意揪出會讓你在無意識的情況下抽菸的觸發裝置，換成比忍住不抽更舒服的行為。換言之，如果想把抽菸習慣換成戒菸習慣，結合「看穿抽菸的觸發裝置（狀況）」與「if then 方案」這兩種戒菸法會比較有效。

科學上正確的戒菸法5

〈CDC戒菸計畫〉

一口氣將抽菸的數量降到零

第5種戒菸法是「一口氣將抽菸的數量降到零」。

關於戒菸法，是「一天一天減少抽菸的數量，以減量的方式達成戒菸的目標」還是「一口氣將抽菸的數量降到零的一刀兩斷法」比較有效，一直以來都各有支持者，爭論不休。

推崇減量的人主張「採取一刀兩斷的戒菸法會出現強烈的尼古丁戒斷症狀，因此很容易半途而廢」，認為「減量的戒斷症狀沒那麼強烈，比較容易成功」。

但這種作法確實也存在著終究無法杜絕抽菸的習慣，未能成功戒菸的例子。

到底哪種方法比較有效呢？牛津大學在二〇一六年的研究數據給出了答案。

這項研究將七百位挑戰戒菸的人分成「明天開始不抽菸」與「一天一天減少抽菸的數量」兩組，調查半年後的經過，發現**「明天開始不抽菸」的戒菸成功率比「一天一天減少抽菸的數量」高出二十五%。**

總歸一句話，我比較推薦從開始戒菸日就與香菸一刀兩斷。

從做出「公開承諾」的那一天開始有兩週的準備期間，利用那段期間研擬想抽菸時的對策（準備好「看穿抽菸的觸發裝置（狀況）」與「if then 方案」），一旦開始戒菸，就連一根菸也不抽的作法是成功戒菸的不二法門。

如果你無論如何都無法痛下決心，也可以把做出「公開承諾」到開始戒菸日的期間再拉長兩週，利用多出來的兩週慢慢減少抽菸的數量。

只不過，這時請結合接下來為各位介紹的第六種戒菸法——**利用藥物來輔助戒菸的「藥物療法」。**根據伯明罕大學於二〇〇九年進行的研究報告指出，減少菸量再加上藥物療法可以得到一定的戒菸效果。

話雖如此，從改變習慣的角度來看，如果還保持在抽菸的狀態下，減少菸量反而更難改掉抽菸的習慣。

各位可以依自己的喜好，選擇適合自己的方式，但我認為**基本上從開始戒菸日就與香菸一刀兩斷的話，更容易改掉抽菸的習慣。**

科學上正確的戒菸法6

藥物療法

不同於CDC戒菸計畫，第6種戒菸法將為各位介紹**利用藥物來輔助戒菸的「藥物療法」**。

第1章提到缺乏尼古丁所引起的戒斷症狀其實遠比癮君子自己以為的還要輕微。這是事實，但是剛開始戒菸的時候，這種戒斷症狀會比以前還在抽菸時的症狀更強烈。

症狀因人而異，但是**強烈的戒斷症狀會在開始戒菸後的兩、三天來到最高峰**，據說之後還會持續兩週左右。主要的症狀有「想抽菸！想得不得了」「心浮氣躁」「靜不下心來」「嗜睡」「全身倦怠」「頭痛」等等。

被世界各國廣為使用的「戒菸輔助藥」則是用來因應這些戒斷症狀的武器。戒菸輔助藥大致可以分成以下三種。

①尼古丁咀嚼錠、尼古丁口含錠

透過咀嚼從口腔黏膜吸收少許的尼古丁，用以減輕缺乏尼古丁的戒斷症狀。可以在藥房輕易買到。

②尼古丁鼻噴劑、尼古丁貼片

尼古丁鼻噴劑是噴在鼻腔裡、尼古丁貼片則是貼在皮膚上。這些藥品是經由皮膚吸收少許的尼古丁，用以減輕缺乏尼古丁的戒斷症狀。只要有醫生開的處方箋，就能自行去藥房購買。

③不含尼古丁的內服藥

尼古丁受器促進藥物（商品名：戒必適）是最具有代表性的藥物，日本自二〇〇八年四月起納入用來治療戒菸的內服藥，是需要有醫師處方的處方藥。以下簡單地為各位說明其藥效的原理。如同第1章也提到過，抽菸時，煙霧內含有的尼古丁會從肺部的毛細血管經由血液吸收，只要幾秒鐘就能抵達大腦，與腦內的尼古丁受器結合，釋放出大量的多巴胺，多巴胺是一種讓人感覺快樂的腦內物質。因為感受到這樣的快樂，人體會繼續渴求尼古丁，頻繁地抽菸，變得愈來愈依賴尼古丁。尤其菸癮愈大的人，尼古丁受器的數量愈多，所以菸也愈抽愈兇，一旦缺乏尼古丁的戒斷症狀也更強烈。

尼古丁受器促進藥物就是著眼於尼古丁的作用與多巴胺帶來的依存機制所開發出來的藥。服用尼古丁受器促進藥物後，會在腦中與尼古丁受器結合，釋出多巴胺的份量大約是抽菸的一半，藉此抑制戒斷症狀。尼古丁受器促進藥物同時也會干擾尼古丁與受器結合，因此服用後即使再抽菸，也得不到香菸釋出多巴胺時那種「香菸很美味」的滿足感，具有免於回頭抽菸的效果。

什麼是戒菸成功率最高的輔助藥物？

至於這三種戒菸輔助藥，哪一種的戒菸成功率最高呢？

加拿大麥基爾大學的研究小組於二〇〇八年針對戒菸輔助藥進行了統合分析。

根據麥基爾大學的統合分析指出，發現無論是尼古丁咀嚼錠、尼古丁口含錠、尼古丁噴鼻劑、還是尼古丁貼片的**戒菸效果都是安慰劑的兩倍。**

此外，比較各種戒菸輔助藥的效果，發現尼古丁受器促進藥物的效果比較好。考科藍合作組織於二〇一六年進行的調查（由二十七件戒菸輔助藥的研究數據統計而成）報告也證明不含尼古丁的內服藥（戒必適）比含有尼古丁的內服藥更有效。

具體而言，**單靠戒必適的戒菸成功率為二十三・二%。**這個數字比過去靠意志力的戒菸法高出許多，說是接受利用戒菸輔助藥的藥物治療時的第一選擇也不為過。

換句話說，如果真心想戒菸，應該在截至目前介紹過，用來改變抽菸習慣的戒菸法之外，再加上藥物療法。

只不過，這裡有一點要注意，那就是尼古丁咀嚼錠或尼古丁口含錠、尼古丁貼片是很容易就能在藥房或藥妝店買到的市售成藥，既輕鬆，又方便，還有一定的效果，但是在另一方面，也出現了令人在意的研究數據。

根據哥倫比亞大學的研究報告指出，**使用內含尼古丁的成藥戒菸成功的人，有九十三%的比率在半年後又開始抽菸。**內含尼古丁的成藥雖然有抑制想抽菸欲望的效果，但是如果不了解抽菸的觸發裝置，改成不抽菸的環境，採取改變生活習慣的策略，很難一勞永逸。

九十三%的人又開始抽菸，這個比例實在太高了。如果要用藥物幫助戒菸，還是**去看戒菸門診，**請醫生開藥比較好。順帶一提，本章的小專欄為各位整理了關於戒菸門診的資訊。

藥物療法的注意事項

進行「藥物療法」時，最好從開始戒菸日再服用戒菸輔助藥，所以請於「公開承諾」後，利用兩週的準備期間去看戒菸門診。

戒菸門診提供給戒菸的藥物療法為期十二週，過程中要服用尼古丁受器促進藥物（戒必適）或尼古丁製劑，提醒自己在日常生活中遠離香菸。但還是有很多人會在這裡馬失前蹄，隔個半年、一年的時間又重回戒菸門診看診的癮君子在所多有。

前面為各位介紹過單靠戒必適的戒菸成功率為三十三・二％，這是接受十二週治療後的數字，之後能不能堅持半年、一年、兩年、三年不抽菸，主要還是看有沒有改掉抽菸的習慣。事實上，光靠藥物確實很難戒菸成功。

另外，藥物療法的期間之所以長達十二週，與戒菸輔助藥的特徵也有關係。根據過去的研究，**戒菸輔助藥只能在戒菸初期（六十四週前）提高戒菸成功率。**

也就是說，戒菸輔助藥可以在導入戒菸習慣的階段從背後推癮君子一把，但效果並不持久。為了戒菸成功，同時採取「CDC 戒菸計畫」提到的行為、習慣是戒菸時不可或缺的助力。

反過來說，單靠戒必適的戒菸成功率為三十三・二%這個數字也可以說是能以藥物幫助戒菸的極致。因此接受藥物療法的同時也請務必調整生活環境、改變習慣。

科學上正確的戒菸法7

寫戒菸日記

除了CDC戒菸計畫外，最後的第七種戒菸法是「從開始戒菸日寫戒菸日記」。

開始戒菸的同時也要開始寫戒菸日記，記下每次想抽菸的時候、或是不小心破戒抽菸的狀況、心情、時間等等。日的在藉由反覆閱讀，搞清楚什麼因素會在不留意的情況下變成抽菸的觸發裝置。

聽到這裡，或許各位會產生「都開始戒菸了，還能不小心抽菸嗎？」的疑問。

或許也有人會覺得明明預留了充分的準備期間才開始戒菸，還不小心破戒的話，是不是根本沒辦法成功戒菸。

一旦開始戒菸，如果能從此不再抽菸當然最理想。只可惜我們的意志力十分薄弱，抵不過從抽菸習慣來的「想抽菸」的自動化思考。

例如以下的情況。

- 出席無論如何都無法拒絕的同事聚餐，幾杯黃湯下肚後，同事開始在一旁吞雲吐霧，回過神來，已經跟著一起抽了起來。
- 去三溫暖的回家路上，抽菸的朋友說：「要不要來一根？」在無法拒絕的情況下破戒。
- 打掃家裡時，發現一盒忘了丟掉的香菸。開始戒菸已經過了半年，為了想知道「現在抽應該不會覺得美味了吧？」而抽起來。從此以後先是早上來一根，然後飯後又來一根，逐漸忘卻初心，恢復抽菸的習慣。
- 聽別人說抽電子菸沒關係，借來抽抽看，結果一點也不滿足，又開始抽菸。
- 私生活發生不愉快的事，晚上只剩下自己一個人的時候，突然好想抽菸，跑去便利商店買菸，在路上就抽起來。

正在戒菸的癮君子會基於奇奇怪怪的理由暫時停止戒菸，這時請不要對自己失望「完蛋了」，或心灰意冷地認為「自己真是沒用」。

如同在「前言」介紹過的那樣，成功戒菸的人挑戰戒菸的次數從六・一～二十九・六次不等。**不妨事先就想到戒菸時可能會發生「回過神來，已經不小心抽了一根」的意外狀況。**

重點在於能從挫折中學到什麼、之後要怎麼重新回到不抽菸的生活。從開始戒菸日寫的「戒菸日記」就是為了應付這些挫折。

寫戒菸日記有哪些好處

戒菸日記要記錄以下的內容。

- 平常在什麼時候、什麼情況下會強烈地想要抽菸？
- 假如渴望的程度有一百分，想抽菸的情緒大約是幾分？
- 在什麼情況下破戒抽菸？抽完以後是什麼心情？
- 什麼行為會勾起抽菸的欲望？

寫戒菸日記主要有以下四個優點。

- 可以把「想抽菸的欲望」與「自己」區分開來。
- 藉由記錄各種情況下的渴望程度，重新審視自己平常想抽菸的危險時段、想抽菸的危險地點等抽菸的觸發裝置。

・藉由寫下不小心破戒抽菸的狀況，取得下次不要再重蹈覆轍的資料。
・可以確認什麼是導致你抽菸的直接原因，有助於擬訂今後的策略，遠離會成為抽菸觸發裝置的情緒、會成為抽菸提醒的環境。

更重要的是透過戒菸日記可以客觀地審視「不小心破戒抽菸」的失敗教訓。這麼一來，應該就能理解鬼迷心竅地破戒抽菸只是意外，並不是因為意志薄弱。

舉例來說，之所以經常在夜裡破戒抽菸，主要是因為一日將盡，這個時間是大腦掌管集中力及判斷力的「意志力」較為薄弱的時段。這時如果再加上私底下遇到不開心的事等外來的壓力，就無法抵抗想抽菸的欲望。

總結自己專用的戒菸計畫

根據史丹佛大學的研究，**人如果同時做超過兩件事，處於一心多用的狀態，很容易輸給誘惑。**像是邊喝酒邊跟朋友聊天的時候，如果朋友問：「要不要來一根？」就很容易不小心破戒抽菸……。

那一瞬間，人會忘記自己正在戒菸，不小心破戒。這也是靠意志力無法順利戒菸的原因之一。就算知道自己正在戒菸，還是會有忍不住破戒的時候。正因為如此，為了成功戒菸，調整環境、改變行動、扭轉習慣至關重要。

以這個例子來說，從環境上可以想到「不去聚餐」「不與抽菸的朋友見面」等對策；從行動上可以想到「萬一見到朋友，就大聲宣布『我正在戒菸，所以別讓我抽菸』」「在酒桌上拿出寫了『戒菸日記』的筆記本」等對策。

「曾經成功戒菸過一次，可是又開始抽」的人有一個共通點，那就是抽菸後的對策不夠周延。抽菸習慣的力道太強了，即使一度中斷，認為自己已經成功地戒菸，只要環境與條件湊齊，又會開始抽菸。這時能忍住不抽的人少之又少。

乍看之下以為已經戒除的抽菸習慣只是在等一個捲土重來的機會——請在這樣的心理準備下寫戒菸日記。萬一真的又抽菸了，也不要責備自己，而是根據戒菸日記上的資料「重新審視抽菸的觸發裝置（狀況）」，擬訂「if then方案」。

重複以上的動作，就能減少會成為抽菸觸發裝置的情緒、會形成抽菸提醒的環境，完成讓你成功戒菸的專屬「絕佳方案」。

COLUMN

真正想戒菸的話請善用戒菸門診（台灣篇）

2018 年 12 月，台灣的國民健康署推出了「二代戒菸服務計畫」，重點如下：

1. 目前台灣有近四千家二代戒菸合約醫事機構，可撥打「免費戒菸專線 0800-636363」或上網查詢住家附近的機構。

2. 戒菸治療對象：十八歲以上之全民健保對象，尼古丁成癮度測試分數四分以上，或平均一天吸十支菸（含）以上。

3. 費用及補助：看戒菸就像全民健保看病一樣，除掛號費外只需要繳交百分之二十的藥品部分負擔（每次不超過二百元），絕對比買菸便宜。每人每年分別補助二個戒菸治療及衛教療程（每療程八週），但每一療程限於同一家院所或藥局九十天內完成。若您已經在一家院所或藥局開始戒菸療程期間，又到另一家看戒菸，則視同放棄該療程，剩下的週數也無法再使用。

參考資料：衛生福利部國民健康署〈戒菸常見問與答〉

持續為你看診的第三者有助於幫你遠離抽菸的習慣。另外，如同本章的介紹，戒菸輔助藥有助於成功戒菸的效果已經得到證明。因此如果真的想戒菸，就應該積極地善用戒菸門診。

第 4 章

有助於成功戒菸的五種心理學技巧

有助於成功戒菸的五種心理學技巧

第4章開宗明義先請教各位一個問題。

請先忘掉戒菸的事，回答以下三個問題。

「你有多了解自己？」

這個問題過於抽象，所以再補充一點。

「你知道自己終其一生都在追求什麼嗎？」

「為了得到那個什麼，你是否明確地知道該怎麼做？」

如何？你夠了解自己，能客觀地掌握自己的願望、人生的方向嗎？

組織心理學家塔莎．歐里希分析了上白個對「自我覺察」既有研究的結果，發現**九十五%的人自以為「了解自己」，但其實對自己的理解程度還不到十～十五%。**

她認為原因出在對自己缺乏正確的評價能力。

舉例而言，根據許多研究報告指出，大部分的駕駛被問到：「你的開車技術如何？」大部分的駕駛都會回答：「比一般人好。」另外，在以引起暴力事件的犯罪者為對象的實驗中，也幾乎所有犯罪者都會回答：「我是比別人更親切、更值得信賴的人。」

人類對自己的評價其實比自己以為的更好，而且這個評價還會輕易地隨情緒上下波動。心情好的時候會覺得「自己是很能幹的人」，情緒低落的時候則感到「自己是很沒用的人」。

簡單一句話，**「人其實沒有自己以為的那麼了解自己」「自己印象中的自**

己會輕易地背叛自己」。以上是由組織心理學的研究所提供的訊息。至於我為什麼要先從這一連串的研究說起，是為了向各位說明靠意志力無法順利「戒菸」的原因。不妨將方才的問題套用到戒菸上。

「你對自己有多了解？」

⬇自己如果想戒菸，隨時都戒得掉。

「你知道自己終其一生都在追求什麼嗎？」

⬇當然是不抽菸的生活。

「為了得到那個什麼，你是否明確地知道該怎麼做？」

⬇決定戒菸後，只要忍著不抽就好了，就這麼簡單。

如果不擺脫這種自我肯定的思考迴圈，戒菸就無法成功。我想各位看到這裡，應該都已經了解到這一點了。

逃離「自己辦得到」的陷阱

本書以即使相信自己，也很難逃離抽菸的習慣為前提，第1章先帶大家質疑傳統的戒菸法常識，第2章、第3章再告訴大家「科學上正確的戒菸法」。當各位看完前面的章節、理解作法時，應該已經擺脫「自以為了解自己」的思考迴圈，處於對不靠意志力就能改掉抽菸習慣的戒菸法產生興趣的狀態。請在意識到這個狀態的情況下，繼續回答剛才的問題。

「你對自己有多了解？」

➡還以為自己如果想戒菸，隨時都能戒掉，但其實沒那麼簡單的樣子。

「你知道自己終其一生都在追求什麼嗎？」

⬇當然是不抽菸的生活，但似乎沒那麼容易。只好先養成不抽菸的生活習慣。

「為了得到那個什麼，你是否明確地知道該怎麼做？」

⬇大部分的人即使下定決心戒菸，也無法忍耐。所以必須採取科學上正確的戒菸法，改變環境與行動，養成新的習慣。

當你逃離以為「自己辦得到」的甜蜜陷阱，下定決心要「採取科學上正確的戒菸法，改變環境與行動，養成新的習慣」時，等於已經往成功戒菸的康莊大道邁出了第一步。

只不過，無論採取再怎麼合乎邏輯的戒菸法，皆無法壓抑由「想抽菸的欲望」「抽菸的習慣」而來的自動自發的行為（回過神來已經在抽菸了）。如同前面為各位介紹的那樣，愈是自我感覺良好，認為**「自己辦得到」**的人愈容易破戒抽菸。

第3章的「寫戒菸日記」提到，即使排除生活週遭所有的香菸及與香菸有關的物品，再怎麼對造成抽菸觸發裝置的行為有所自覺，也無法消除緩緩冒出頭「想抽菸的欲望」，頻頻發生「回過神來已經在抽菸的意外」。

因此，第4章將傳授各位五種心理學上的技巧，好讓大家都能從容地應付在戒菸的過程中不經意襲上心頭的欲望及意外。用意在於「延後想抽菸的欲望」與「避免因意外而恢復抽菸習慣」。

戒菸時，如果一不小心又抽菸，很多人都會陷入強烈的自責風暴。這種心態其實也有好的一面，因為會陷入自責就表示你有多麼地認真看待自己及戒菸這件事。

不妨以自責為動力，繼續努力前進。沒有勇氣面對自己的人才會怪罪別人，把失敗的原因推給外界，不願意面對現實。但就算怪罪別人、不願意面對現實，也無法改變任何狀況。

感到自責證明你還有成長的餘地。

接下來為各位介紹的五種心理學技巧將幫助各位擺脫「想抽菸」欲望帶來的自責風暴，請務必加到戒菸計畫裡，一併實行，肯定能讓你的心情變得輕鬆一點。

有助於成功戒菸的五種心理學技巧①

「二十秒後再說」的心理學技巧

第一種心理學技巧是**「二十秒後再說的技巧」**。

這是將不經意襲上心頭的想抽菸欲望往後延遲，藉此撐過去的方法。並不是否定想抽菸的欲望、強烈地拒絕香菸、批判想抽菸的自己，而是**「承認有欲望，但也不用為此情緒低落。別擔心，一定能撐過去」的思考模式。**

菸齡很多年的人開始戒菸前應該都在「想抽菸」的瞬間就已經拿菸來抽了。並非「好想抽菸啊，咦？香菸放到哪裡去了？」而是在「好想抽菸啊」的那一刻，嘴裡已經叼著菸，手上也拿著打火機。因為人會在無意識的情況下採取已經養成習慣的行動。

「二十秒後再說的技巧」就是在這裡加入一點緩衝。為何是二十秒呢？重點在於分割「想抽菸的欲望」與行為。

正向心理學的專家，同時也是哈佛大學的知名講師尚恩·艾科爾提倡「二十秒法則」做為養成好習慣、戒除壞習慣的方法。

為了改變人生，他建議**「如果想養成好習慣，要減少執行那個習慣的步驟；如果想戒除壞習慣，則要增加執行那個習慣的步驟」**。他舉自己養成練習彈吉他的習慣為例，向世人介紹二十秒法則的效果。

艾科爾拿出原本放在盒子裡，連同盒子收在玄關旁邊櫃子裡的吉他，立起來，放在客廳的沙發旁。另一方面，為了戒掉每天回家立刻開電視，漫無目的看電視的習慣，拔出遙控器的電池，收進抽屜。

如果無論如何都想看電視，就必須站起來，打開抽屜，取出電池，裝入遙控器。也就是說，**這項作業至少要花二十秒以上，這麼一來就能增加執行想戒掉的習慣的步驟。**另一方面，吉他就在沙發旁邊。從此以後，他每天回家不再看電視，而是開始練習彈吉他。

對減肥及擺脫依存症也很有效的「二十秒法則」

或許各位會以為這是騙小孩的技巧，但這個法則對戒除手機遊戲上癮或減肥也很有效。

例如有款讓人一拿到手機，就會習慣性地開始玩的遊戲軟體。為了戒除這個癮頭，刪除遊戲本身是最快的方法。如果無論如何都狠不下心來刪除遊戲，只要把遊戲移到並非一眼就能看到的地方，必須點擊好幾次才能打開的話，就會覺得很麻煩，從而減少玩遊戲的次數。

零食可以說是減肥的天敵，研究報告指出，把餅乾糖果放在隨處可見的地方和藏在看不見的地方，吃的量會差到六倍。

將零食裝進很難開的密封罐裡，再把密封罐放到櫃子的最裡面。不僅如此，還可以在左右兩邊各放一些相同的空罐，好讓自己無從分辨哪個罐子裝有零食，就能大幅度地減少餅乾糖果的消耗量。

這也是**在產生「想吃零食」的欲望後，到真正拿到零食至少要花二十秒以上的時間魔法。**

反之，如果想養成好習慣，就得盡可能減少花時間的步驟。比方說，我每天都要去健身房鍛鍊，但直到前幾年，我都很討厭運動，認為與其活動身體，不如多看一本書。直到有一天，我得知若想提升專注力、判斷力、活化腦細胞，運動是最好的方法後，決定改變自己的生活，養成運動的習慣。

這時，我也善用了「二十秒法則」。

作法非常簡單，只要事先在每天的行事曆裡安插運動的時間，把要去健身房的東西裝成一袋，掛在玄關的門把上即可。

時間一到，鬧鐘響起，我就會闔上書本，心想「該去健身房了」，走向玄關，拿起掛在門把上的袋子，前往健身房。**如果想養成好習慣，就把展開行動的時**

間縮短至二十秒以內（愈短愈好）。這麼一來就不會因為麻煩而永無止境地拖下去。

如果想將「二十秒法則」運用在戒菸上，就要在採取「抽菸」這個行為之前，設下至少要花二十秒以上的關卡。

舉例來說，如果顧慮到家人，只能在陽台抽菸的話，請將一直放在陽台上的拖鞋收進玄關的鞋櫃裡。或是請家人幫忙，每天把打火機藏在不同的地方。再把香菸收進旅行時用來裝貴重物品，附鑰匙的袋子裡。

這麼做就能避開「想抽菸的欲望」，延遲「想抽菸的欲望」。難以壓抑的強烈欲望其實並不會持續太久。只要能避開欲望來襲的二十秒，之後就會因為嫌麻煩而懶得抽了。

將想抽菸的欲望寫成歌的「擺脫認知糾纏」

順帶一提，如果是完美地實踐了第3章介紹的「排除會讓人想抽菸的提醒」，已經進入開始戒菸日的人，不妨以別的方式運用「二十秒法則」。

因為你已經丟掉身邊所有的香菸和與香菸有關的物品，即使浮現「想抽菸的欲望」也不成問題。因為手邊沒有香菸，處於就算想抽也沒得抽的狀態。這麼一來，原本強烈到幾乎無法克制的欲望遲早會消失。換句話說，已經實踐「排除會讓人想抽菸的提醒」的人其實也已經把「想抽菸的欲望」往後延了。

已經達到這個階段的人，不妨對「二十秒法則」多加一道工夫，請在感到「啊！想抽菸！」的時候，**試著發出聲音喊出那股欲望**，例如「好想抽菸」。而且要用有點怪里怪氣的腔調來說。就像哆啦A夢從異次元口袋裡拿出神祕道具時的怪腔怪調，把「任～意～門」換成「好～想～抽～菸～啊」。

很丟臉嗎？這是正常的反應。但也正因為如此，這種方法才有意義。在認知行為療法的第一線，素有「第三波」之稱的 ACT（Acceptance and Commitment Therapy 是現在備受矚目的正念進化版。是一種不要責備自己，反過來接受自己的治療法）中是用來撐過負面情緒，稱為「擺脫認知糾纏」的手法。

將「擺脫認知糾纏」套用在戒菸上，不同於從物理上的角度撐過「想抽菸的欲望」，像是把香菸放在很難拿到的地方、盡量不讓自己經過可以抽菸的場所等方法，而是不讓思考與現實融合（認知糾纏），客觀審視「想抽菸的欲望」，藉此得到戒除行為的效果。

簡單地說，就是自行二創受到「想抽菸的欲望」驅使的感情，「好啦好啦，我知道了啦。只要撐過去就好了」把「想抽菸的欲望」往後延。

如果不會模仿哆啦A夢的怪腔怪調，也可以模仿戰地攝影師渡部陽一先生的口吻，用慢到不能再慢的速度說：「突～然～好～想～抽～菸～吶～」應該都還沒說完，就不想再抽菸了吧。

或者是將「想抽菸的欲望」擬人化，一旦產生想抽菸的欲望，就以打招呼的方式說：「你又來啦？辛苦你啦！」這也是一種「擺脫認知糾纏」的好辦法。

「二十秒法則」和「擺脫認知糾纏」都有個共同點，那就是置入緩衝以爭取時間。改變欲望湧上心頭的瞬間、接下來的行為狀態，藉由拉開產生欲望與採取行動的時間，養成戒菸習慣。

有助於成功戒菸的五種心理學技巧②

評分法

第二種心理學技巧是**「為想抽菸的欲望評分」**。這也是上一節為各位介紹的「擺脫認知糾纏」其中一種手法，稱為「評分法」。目的在於「切割欲望與行為」。

作法非常簡單。假設感覺「哇，想抽菸！」那一瞬間的欲望為一百分，觀察自己的欲望，為欲望評分，二十秒後是幾分、一分鐘後是幾分、五分鐘後是幾分……。這麼一來，不難發現隨著時間經過，分數愈來愈低。

重點在於藉由評分，客觀審視自己現在的欲望程度。假設感覺「哇，想抽菸！」那一瞬間的欲望為一百分，還能衡量自從開始戒菸以後，自己可能會在什麼時候輸給欲望。

舉例來說，如果想改善懼高症，可以採取以下的「評分法」。

假設懼高症的人光是站在橫跨於山谷兩端的吊橋前，就會因為對高度的恐懼感到噁心想吐，請他以零到一百分為這時的恐懼程度評分，應該會得到一百分的答案，已經達到想立刻拔腿就跑的恐懼極限。接著再請他離開吊橋，此時的恐懼程度為八十分，問他要站在哪裡才能忍住不要逃跑。

請他在那個地方站一會兒，觀察恐懼的變化。習慣眼前的風景後，恐懼程度下降到六十分、五十分的話，再請他一步一步地前進。這麼一來，即使走到比剛才更靠近吊橋的位置，恐懼程度也只剩下八十分。

接著再請他繼續接近吊橋，告訴對方：「請在恐懼程度達到九十分的地方停下腳步」，等他停下腳步，冷靜下來，恐懼程度降到七十分再往前走。如此周而復始，最後就能讓有懼高症的人站在吊橋前，乃至於過橋。

在刻意不想抽菸的情況下讓欲望與行為一刀兩斷

將這個步驟應用在戒菸習慣上，「評分法」從兩個角度來說都很有幫助。

一個好處是感覺「哇，想抽菸！」的時候，藉由為欲望與行為評分，讓欲望與行為一刀兩斷。如同用哆啦A夢的腔調說：「好～想～抽～菸～啊～」**把欲望換成數字的作業可以讓你恢復冷靜。**

另一個好處是「可以觀察欲望在想抽菸的狀況下有什麼變化」。這種心理學技巧有助於推動第3章介紹的「看穿抽菸的觸發裝置（狀況）」與「if then方案」。

舉例來說，站在香菸的自動販賣機前，為「想抽菸的欲望」評分。假設現在就想抽的心情為一百分，站在香菸的自動販賣機前的狀態為幾分？或者是朋友在眼前抽菸的狀況為幾分？事先決定好「如果想抽菸的心情超過80分，就要馬上離開」的規則，觀察自己的欲望變化。

這麼一來，不止能了解戒菸時「想抽菸的欲望」會在什麼情況下高漲，還能從客觀的角度審視自己想抽菸的心情「剛才高達八十五分，離開那個地點後，現在已經降到五十分」等欲望的上下波動。

至於這麼做有什麼好處，無非是不僅能了解什麼狀態會打開你的欲望開關，還能找到對策，安撫自己的情緒。

因為欲望藏在內心深處，所以才無法控制欲望。如果能客觀地審視、觀察，不難發現欲望會隨環境變化逐漸冷卻。這麼一來就能免於做出衝動的行為。針對想戒除的習慣，這麼做具有「擺脫認知糾纏」的效果。

有助於成功戒菸的五種心理學技巧③

心理學的對比效應

第三種心理學技巧是「寫下戒菸的好處與困擾」。這是利用心理學上的「對比效應」來達成目標的技巧。準備好紙筆，寫下不抽菸的好處與困擾，藉此找出屬於自己的戒菸理由、持續戒菸的動機。方法如下。

①寫下好處

一旦達成自己目前的目標（戒菸），就要寫下因此發生了什麼好事。

②想像生活型態的變化

從各種好處中選擇一個對自己最有利的優點，具體想像選擇的這個優點將為生活型態帶來什麼詳細變化。

③寫下困擾

寫下達成目標（戒菸），得到好處時，發生了什麼困擾。

④想像困擾的狀態

從③舉出的困擾中想像「萬一遇到這種狀況肯定會抽菸」的狀況（但不需要像「if then 方案」那樣一定要準備對策）

利用大腦的機制來持續戒菸

「心理學的對比效應」為何有助於達成目標呢。

原因在於腦內會發生以下的過程。

仔細想像達成目標的願景 ⬇ 腦部直接接收到願景 ⬇ 大腦擅自認定「我應該能達成目標吧」

我們的大腦不善於分辨願景與現實，因此想像愈具體，認定「應該能達成」的想法愈強烈。所以**如果想到一半就停止想像，大腦對於積極正面的想像會覺得「已經夠了」，產生士氣低落的副作用。**自以為「我有堅強的意志力，所以馬上就能戒菸」的人之所以無法順利戒菸，主要是因為大腦的這種機制。

因此，接下來的步驟就很有效。

事先想好在達成目標的過程中會發生的各種困擾，藉由仔細地想像那些狀況，讓大腦認識困擾。再加上負面的想像，讓自己接受「只要能克服這個問題，就能達成目標」，藉此提升士氣。**這就是「心理學的對比效應」之所以有助於戒菸的原因。**

③ 寫下戒菸可能會發生的困擾

例
- 在聚餐的場合因為喝醉而不小心破戒
- 去便利商店買東西的時候不小心順便買了香菸
- 因為工作的壓力忍不住抽菸
- 無法拒絕朋友給的菸而抽起來
- 忍不住在平常抽菸的時間、場所抽起菸來
- 以為應該已經沒問題了，卻不小心破戒
- 被朋友約去打麻將的時候不小心抽菸
- 覺得戒菸好像害自己變胖而破戒
- 塞車時忍不住抽菸

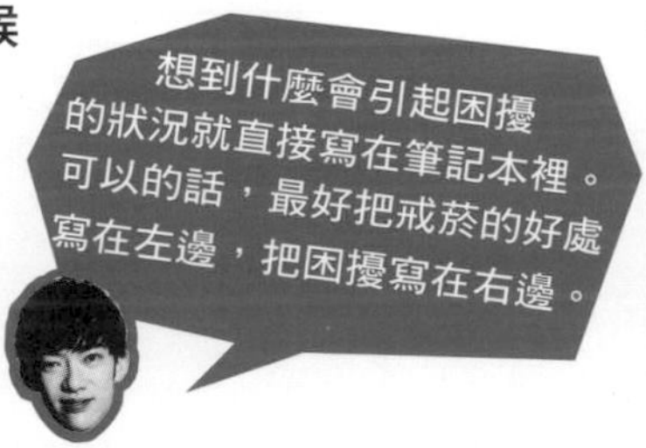
想到什麼會引起困擾的狀況就直接寫在筆記本裡。可以的話，最好把戒菸的好處寫在左邊，把困擾寫在右邊。

④ 想像③的狀況，與好處做對比

例 **在聚餐的場合因為喝醉而不小心破戒**

專案告一段落的部門慶功宴上，單位裡有人抽菸，所以選擇在可以抽菸的居酒屋聚餐。熱鬧非凡的氣氛與鬆了一口氣的如釋重負感、一杯接著一杯的生啤酒帶來微醺的醉意成為觸發裝置，忍不住點燃同事遞來的香菸。這時如果可以忍住不抽，就能省下 500 萬圓！

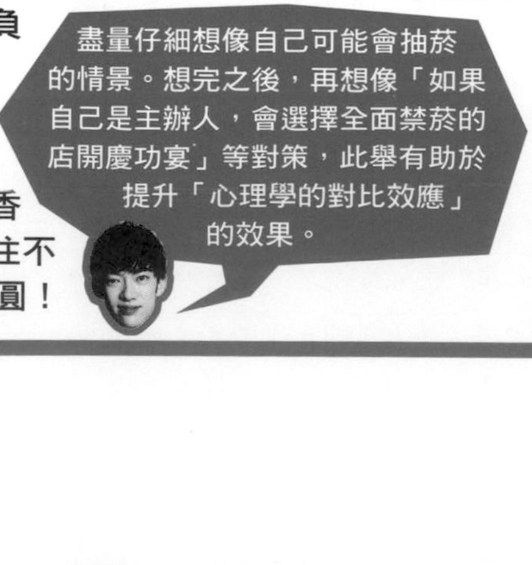
盡量仔細想像自己可能會抽菸的情景。想完之後，再想像「如果自己是主辦人，會選擇全面禁菸的店開慶功宴」等對策，此舉有助於提升「心理學的對比效應」的效果。

「心理學的對比效應」要怎麼做

1 寫下戒菸有什麼好處

例
- 抽菸的時間可以用來做別的事
- 健康會變好
- 飯菜會更香
- 可省下買菸的錢
- 外表會更好看
- 可能會變得更受歡迎
- 減少將來的醫療支出
- 可以提供寫部落格的題材

寫下可以想到的好處。
樂觀的展望應該會讓人
對未來充滿期待！

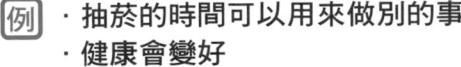

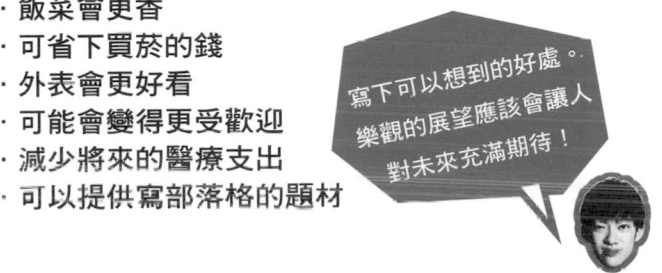

2 具體地想像❶將為生活型態帶來什麼變化

例 **戒菸成功可以省下買菸的錢**

香菸 1 包 440 圓，至今每天都要抽上 1 包，等於一年要花掉 16 萬 600 圓。假設未來還要再抽 30 年，就是 481 萬 8000 圓，如果漲價的話甚至會來到 500 萬圓。可是如果戒菸成功的話，就不用為抽完只會變成菸灰和菸蒂的東西花掉 500 萬圓了。每年如果能省下 16 萬圓，可以去旅行，也有資金可以學習新的事物。如果拿去投資，30 年後或許還能得到超過 500 萬圓的獲利！

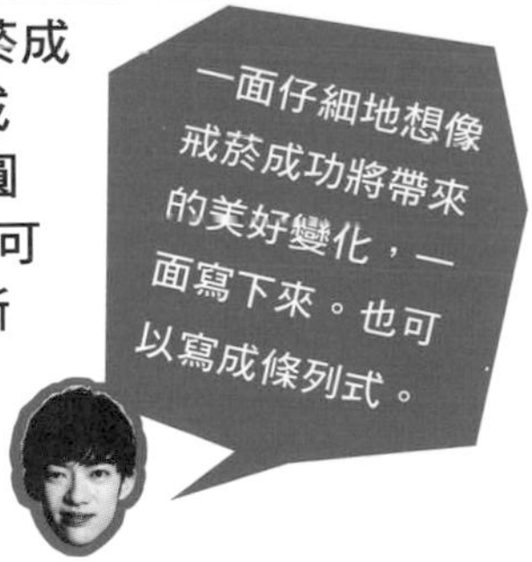

戒菸成功將帶來
的美好變化，一
面寫下來。也可
以寫成條列式。

這麼做並不會讓想抽菸的欲望煙消雲散，但藉由仔細地想像、搞清楚不小心破戒的狀況及原因，多少能降低想抽菸的欲望。

欲望並非不是零就是一百，而是隨時都在上下波動。或許有人認為如果不能將想抽菸的欲望降到零就不算戒菸成功，不是那樣的。只要能在可能讓人不小心破戒的危險場面降低想抽菸的欲望，就能忍住不要破戒。雖然想抽，但也沒那麼想抽。「心理學的對比效應」對於控制想抽菸的欲望非常有效。

有助於成功戒菸的五種心理學技巧④

「管他的效應」的迴避技巧

第四種心理學技巧是「避開『管他的效應』」。戒菸時難免會發生一兩次「不小心破戒」的失敗，有人會因為這樣放棄戒菸，又過回以前那種菸不離手的生活。這是基於「管他的效應（The What-The-Hell Effect）」所產生的心理。

「管他的效應」是指計畫一旦出現破綻，就會變得自暴自棄的心理狀態。聽起來好像不太正經，卻是心理學論文中也經常用到的詞彙。

就像是明明下定決心「正在減肥，所以拒吃甜點」，卻因為前輩在午餐後幫自己點了聖代，不好意思拒絕而吃了一口。心想今天既然已經破戒了，所以又在晚上的聚餐喝啤酒、吃一大堆油炸食品、最後還吃了拉麵才回家……的現象。換成戒菸，「不小心抽了前輩給的菸，今天已經破戒了，乾脆去便利商店買香菸，盡情抽個過癮」就是所謂的「管他的效應」。

這種「管他的效應」很容易出現在「目標是短期目標」、「目標是『戒除○○』這種禁欲的目標」等狀況。

遺憾的是，如果不好好擬訂戒菸計畫，就會陷入這兩種狀況。「從今天起要立刻戒掉香菸」和「以每天忍著不要抽菸的方式來戒菸」的作法屬於前者，忍著「不要抽菸」的作法則屬於後者。

在開始戒菸日前空出兩週的準備期間來準備戒菸的「CDC戒菸計畫」結合了各式各樣的戒菸法，試圖改變長期的習慣，因此具有不容易出現「管他的效應」的效果。儘管如此，停止「抽菸的行為」基本上仍屬於禁欲的目標，還是保留著不小心破戒抽菸時，破罐子破摔地認為「管他去死」的可能性。

正因為如此，第四種心理學技巧才顯得格外重要，其用意在於**「不要讓抽**

菸的習慣因意外復活」。

三種避免陷入「管他的效應」的方法

有三種方法可以避免陷入這種「管他的效應」。

①擬訂長期的目標

擬訂長期的目標，比較不容易出現「管他的效應」，例如以「一年存一百萬圓」來取代「這個月要存十萬圓」，以「一年後要瘦十公斤，恢復健康的體態」來取代「三個月瘦下十公斤」。

換成戒菸，請想像「要養成五年後、十年後也不抽菸的生活習慣」，而不是「明天開始戒菸」。所謂習慣，看的是明天而非今天、後天而非明天，實行起來會比較輕鬆。戒菸也一樣，基本上明天「想抽的欲望」會比今天少，後天又低於明天。即便如此，冷不防還是會在出乎意料的情況下陷入抽菸的觸發裝置裡，不小心破戒抽菸。不過，意外就只是意外，從「要養成五年後、十年後也不抽菸的生活習慣」這個長期的目標來看都不足掛齒。只要從熄滅這根菸開始，重新養成不抽菸的習慣就好了。

②將「戒除○○」的目標變成「去做□□」的目標

以不是「這個月不亂花錢」而是「這個月要增加不亂花錢的日子」；不是「正在減肥，所以拒吃甜點」而是「正在減肥，所以想吃甜點的時候就改吃堅果」的方式將「戒除○○」的目標變成「去做□□」的目標。換成戒菸，可以想成不是「戒掉香菸」而是「增加不抽菸的日子，並且持續下去」。「戒除○○」的念頭將變成禁欲的目標，而「去做□□」的念頭則會變成積極向上的目標。這麼做也能避免「管他的效應」出現。

③計算從失敗中重新振作起來的次數

假設你正在減肥，「仔細計算每天吸收的熱量，控制碳水化合物、糖分的攝取，在一年內甩掉十公斤」。有一天，你出門旅行，因為旅館的早餐實在太好吃，你忍不住添飯了。自此打開「只有旅行這段期間放縱一下」的暴飲暴食開關。到了第二天，你非常後悔，陷入「管他的效應」裡。這時與其非常自責，不如第二天重新振作起來，「今天好好地計算熱量了」「距離達成目標又近了一步」毋寧說是更好的方法。

就算是陪別人抽菸或基於好奇「現在抽會是什麼感覺？」情不自禁破戒抽菸，也可以從熄滅這根菸開始，一天又一天地更新自己戒菸的天數。這麼一來，就能避免因為一次意外又開始抽菸的「管他的效應」發作。**這是因為知道自己可以從失敗中重新振作起來，抑制「再失敗一次也無所謂」的衝動。**另外，計算自己辦得到的事也具有提高自我肯定感的效果。「管他的效應」是戒菸時任誰都會不慎失足的陷阱，請利用這裡介紹給大家的方法，好好地內化成自己的武器。

有助於成功戒菸的五種心理學技巧⑤

冥想訓練

「冥想訓練」是第五種心理學技巧。這是用來防止因為已經太習慣了，在無意識的情況下做出不經意的舉動（心理學上稱為「失手」）。

在無意識的情況下做出不經意的舉動就像稱學校老師為「老媽」、經過車站的驗票口時不小心拿員工證去刷、從滑鼠換成觸控板後還一直反覆點擊……諸如此類我們早已習慣成自然的動作。

事實上，戒菸時的突發狀況「回過神來已經不小心破戒抽菸了」也有不少是因為「失手」導致。明明已經丟掉身邊所有的香菸，卻在長時間的會議後，邊與抽菸的同事說話，接過同事遞來的菸抽上一口。搭乘擠成沙丁魚罐頭的電車回到離自己家最近的車站後，在常去的居酒屋接過老闆遞來的菸抽上一口。以下兩個條件很容易造成這種「失手」。

一是無意識地走到以前抽菸時會形成抽菸觸發裝置的地方。例如公司的吸菸區或常去的居酒屋、小鋼珠店、自己家的廁所或陽台、開車時等第3章「看穿抽菸的觸發裝置（狀況）」提到的場所或狀況，很容易讓人基於習慣成自然的舉動，不小心破戒抽菸。

另一個條件是感受到壓力的時候。當我們處於壓力之下，就很容易受到慣性的支配。這是一種當壓力降低我們的意志力與判斷力，人會流於慣性反應的防衛機制。因此如果是能將慣性設計成好習慣的人，即使在充滿壓力的情況下，也能表現得與平常無異。

另一方面，如果是習慣在心浮氣躁時抽菸的人，就算在戒菸期間，只要感受到壓力，就會尋求香菸的慰藉，不小心破戒抽菸。

避免不小心抽菸的「冥想訓練」

那麼，該怎麼做才能避免因為「失手」而不小心破戒抽菸呢？自然是要針對剛才提到的兩個條件採取對策。

針對第一個條件「抽菸觸發裝置」，完美地執行第3章介紹的戒菸法「看穿抽菸的觸發裝置（狀況）」、「排除會讓人想抽菸的提醒」比心理學技巧更有效。

至於第二個條件「感受到壓力的時候」，接下來要為各位解說的「冥想訓練」非常有效。**我感受到壓力時，會在洗完澡後冥想。**這麼一來，心情就能平靜下來，可以好好地睡上一覺，第二天一早便壓力全消。而且在反覆冥想的過程中，還能客觀地審視感受到壓力的自己，就算處於充滿壓力的情況下，也能表現得與平常無異。

如果要用冥想來對付戒菸時的「失手」，也可以用來因應感到「心浮氣躁」的時候。冥想的作法琳琅滿目，這次想為各位介紹最簡單的**「專心呼吸的冥想」**。

基本的作法是輕輕地閉上雙眼，將注意力集中於「吸氣、吐氣」的呼吸上，進行五分鐘的冥想。光這樣就能減輕壓力，讓「想抽菸的欲望」隨風而逝。作法非常簡單。

①輕鬆地坐好

盡量選擇安靜的房間，可以的話請把燈光調暗一點。

抬頭挺胸地坐好。

②設好鬧鐘

將手機之類的鬧鐘設定為五分鐘。

③深呼吸三次

先用鼻子吸氣，再從鼻子吐氣，重複三次深呼吸。這麼一來，應該就能找到可以敏感地察覺到吸氣、吐氣的區域。例如吸氣時應該是從鼻孔的中間、吐氣時應該是從鼻腔的邊緣感受到氣息的進出。冥想的時候請將注意力集中於此處。

④將注意力集中在呼吸上

繼續將注意力集中在③找到的區域。話雖如此，也不需要用力地逼迫自己「給我集中注意力！」而是想像自己凝視著呼吸。這是冥想最重要的部分，也是最困難的部分。

⑤不要動腦思考

將注意力集中於呼吸時，不要「我要吸氣囉！」「我要吐氣囉！」地喊出聲，只要專心感受氣息的進出即可。人很容易情不自禁地計算吸了幾次氣、吐了幾次氣，不妨只以心不在焉的感覺凝視「吸氣、吐氣」即可。這種感覺很難拿捏，但只要多試幾次，一定能找到方法。請不要氣餒，多試幾次。

⑥每次分心都要慢慢地把注意力拉回到呼吸上

一旦在冥想時想到工作或香菸，或是想起過去的回憶，就請慢慢地把注意力拉回到呼吸上。重點在於不要沮喪地想「完蛋了！我分心了！這下糟了！」即使覺得「冥想好無聊」「這樣做對嗎？」也要先把注意力拉回到呼吸上，反覆練習，直到鬧鐘響起。

冥想時有以下三大重點。

- 將注意力集中於呼吸上
- 每次分心都要慢慢地把注意力拉回到呼吸上
- 一再重複，直到時間結束

因為實在很單純，冥想中有時候曾感到不安「我這麼做對嗎？」這時不妨將不安的要素直接加入冥想中。

萬一在冥想時感到不安

將注意力放在「感到不安」的事實上

↓

靜待不安淡去

↓

將注意力拉回到呼吸上

樣本數雖然還不多，但是也有人從事將冥想用來戒菸的研究。**根據德克薩斯工科大學發表於二〇一六年的論文指出，進行過冥想訓練的瘾君子活化了大腦的前扣帶迴皮質。**

前扣帶迴皮質是與控制情緒及欲望有關的部位，顯示冥想或許有助於控制想抽菸的欲望。話雖如此，關於冥想的研究本身還處於非常新的領域，因此今後的研究結果還有待觀察。

即便如此，已經有好幾份研究報告指出**「冥想具有減少壓力及不安的效果」**，認為冥想**「有助於提升處理**

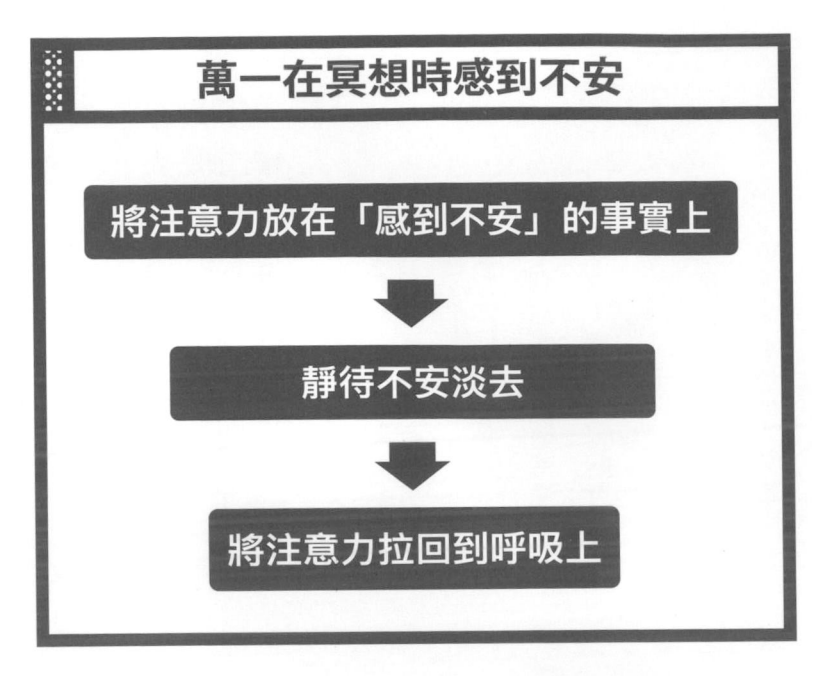

負面情緒的能力」。

不只是為了戒菸，如果你想讓人生過得更好、更快樂，我都建議將冥想納入生活習慣之一。

COLUMN

能將想抽菸的欲望往後推遲的超簡單技巧為何？

這是希望各位在開始戒菸日前如果感到「此時此刻，突然好想抽菸」時可以嘗試的技巧。

作法非常簡單，只要用不是慣用手的那隻手拿菸就好了。如果你平常用右手抽菸就改成左手，如果用左手抽菸就改成右手，僅此而已。

如果已經養成抽菸的習慣，平常用於抽菸的手會下意識地去拿菸，夾在指間，湊到嘴邊。想當然耳，點菸的手也一樣，一旦產生「想抽菸」的念頭，就會自動自發地點菸，直到抽完一根菸為止。

然而，一旦意識到「從現在起，要用跟平常不一樣的手抽菸」就能打破習慣成自然的反應。藉由意識到「從今天起，自己要用右手（左手）拿出香菸、點菸、抽菸」，就能自然而然地覺察「想抽菸的自己」與「接下來要採取抽菸這個行動的自己」。一旦能意識到這兩個不同的自己，就有餘力問自己：「真的想抽菸嗎？」

這麼一來，就能推遲想抽菸的欲望，甚至壓下想抽菸的衝動。

換言之，光是以非慣用的手抽菸，就能產生思考接下來要做的事是不是真的有必要做的空間。

或許有人會認為這是騙小孩的把戲，但是這個技巧在與減肥有關的心理測驗也已經得到證明。例如光是在減肥的時候規定自己只能用非慣用的那隻手吃洋芋片，就能減少吃進肚子裡的洋芋片數量。

只要改變平常不以為意的行為，就能得到意外的效果，應該非常值得一試。

第 5 章

獻給想讓心愛的人戒菸的說服技巧

獻給想讓心愛的人戒菸的人

保險公司對與有抽菸習慣的成員同居的家庭進行過一項問卷調查，問他們：

「你希望抽菸的家人戒菸嗎？」

結果顯示有八十七・〇%的受訪者希望配偶戒菸、八十四・八%的受訪者希望孩子戒菸，**也就是說，有八成以上的受訪者都希望抽菸的家人能戒菸。**

另一方面，同一項問卷調查也問了有抽菸習慣的人，回答「打算戒菸」的人只有十五・五%，回答「有點想戒菸」的人占了三十二・八%，與希望他們戒菸的家人不成比例。

此時此刻，或許仍有不少家庭正為「希望你戒菸」「我不想戒菸」這種無聊的問題爭論不休。

第5章將為各位介紹「引導癮君子戒菸的說服技巧」，不妨在吵得不可開交之前先試一下。

只不過，有一件事要先讓大家知道。

那就是除非抽菸的人自己有「想戒菸」的動機，否則就算投入再多心理學上的技巧，也無法引導對方戒菸。

或許有人以為心理治療師使用心理學上的技巧就能有如洗腦般地改變一個人，不好意思，就算有辦法從背後推他一把，也無法讓「不想戒菸」的人戒菸。

換言之，接下來要介紹的說服技巧只是用來支援本人已經做出「公開承諾」的家人、伴侶、朋友的技巧。

日本的厚生勞動省與自民黨針對二手菸防治法進行的討論中，有眾議院議員提到「我已經抽了五十年的菸，在家裡也一直是想抽就抽。我有四個小孩、六個孫子，沒有人抱怨過我抽菸的事，大家都過得很健康。」

可見這位議員的家人再努力也無法影響他抽菸的決定。幸好，還有機會。

不打算戒菸的人開始想要戒菸的時機通常都有一個共通點，那就是「環境的變化」。

第一種環境的變化是身體出現了異狀。**對咳嗽、咳痰、呼吸困難等自覺症狀感到不安而開始想要戒菸的案例多不勝數。**第二種是因為**生了孩子或孫子等生活環境的變化，開始考慮到二手菸對於家人及周圍的影響。**第三種環境的變化則是**發現自己得了重大疾病，醫生要求戒菸。**

就算你希望對方戒菸的人是個無可救藥的瘾君子，總有一天也會因為這三種環境的變化而開始考慮戒菸。屆時請務必試著用接下來要傳授給大家的技巧說服對方。順帶一提，成功戒菸的人一旦擺脫抽菸習慣，壓力會少很多，**精神上也會感到更幸福。**

切記開始戒菸的三天後是關鍵時刻

在進入具體的遊說技巧前，最好先知道戒菸的人處於什麼樣的狀態。只要能了解其心浮氣躁的原因，就算因為不能抽菸而到處找人出氣，應該也能心平氣和地面對他的無理取鬧。

尼古丁的戒斷症狀有哪些？

根據研究癮君子一整天的心情變化指出，得知抽菸的人通常在抽菸的前一刻感受到最大的壓力，然後壓力會與抽菸同時減少，隨後再慢慢增加，直到下一次抽菸的時刻。

光看這個結果，抽菸似乎具有減輕壓力的效果，但其實不然。抽菸前的心浮氣躁其實是欠缺尼古丁的戒斷症狀。抽菸之所以能讓自己冷靜下來，其實是因為補充了尼古丁。

只不過，尼古丁在體內的分解速度非常快，抽完菸的30分鐘後，血液中的尼古丁濃度只剩下一半；一小時後則剩下四分之一。由此可知，癮君子每天都要攝取定量的尼古丁，嘴裡說著「抽菸可以消除壓力」，卻沒發現**抽菸的行為本身其實就是造成壓力的原因。**

一旦開始戒菸，當然會因為缺乏尼古丁而出現戒斷症狀。原因眾說紛紜，但基本上戒斷症狀會在開始戒菸的兩、三天來到頂點，持續約一週，三週左右就會消失殆盡。可見對尼古丁的依存度比酒精中毒或藥物中毒的依存度來得低。

請協助心愛的人戒菸的人務必記住**「戒菸的第二、三天會心浮氣躁到極點」**、**「只要持續戒菸三週，因為渴求尼古丁的反應而來的抽菸欲望就會趨近於零」**。

切記戒菸要花上三個月

那麼，如果說只要堅持三週不抽菸，戒菸就能順利繼續下去嘛，倒也沒這麼簡單。如同本書一再重複的重點，癮君子已經把抽菸變成是一種習慣了。即使身體不再追求尼古丁，只要置身於充滿抽菸觸發裝置的環境，就會習慣性地想要抽菸。

那麼需要多久的時間才能再養成新習慣呢？

有個可以用來參考的時間，亦即倫敦大學的費莉帕・勒理博士等人的研究。博士們以九十六名平均二十七歲（二十一～四十五歲）的學生（男性三十人、女性六十六人）為對象，要他們每天重複一次新習慣，調查他們要花多久才能養成新習慣。結果發現養成新習慣的平均時間為六十六天。可見大約要兩個月才能讓新習慣在我們的生活中紮根。

不過，養成習慣的日數從十八天到兩百五十四天不等，因人而異。這是因為習慣愈單純，養成的時間愈短；習慣愈複雜，養成的時間則愈長。

舉例來說，養成「每天都要運動」的習慣遠比養成「每天早上都要喝一杯水」這種簡單的習慣更花時間。實際上，比較選擇養成運動習慣的受試者與選擇養成飲食習慣的受試者，發現養成習慣的時間差約一・五倍。因此協助心愛的人戒菸的人請務必記住「平均要花六十六天才能養成新習慣」「如果想養成戒菸這種複雜的新習慣，需要比平均值更長的時間」。

假設是六十六天的一・五倍，需要約三個月的時間。也就是說，戒菸有幾個重要的關鍵時刻——心浮氣躁的感覺將在第三天來到頂點，第三週不再需要尼古丁，第三個月才能開始養成不抽菸的習慣。

那麼接下來便以上述為前提，為各位介紹具體的說服技巧。

戒菸說服術①

「BYAF法」

第一種說服技巧是「BYAF法」。

「BYAF」是「But You Are Free」的縮寫。翻譯成中文是「雖然～，但這是你的自由」。

美國的西伊利諾大學從過去與各種遊說技巧有關的研究中整理了四十二個品質比較精良的案例，對將近兩萬兩千人的數據進行統合分析，發現「But You Are Free」（雖然～，但這是你的自由）是有助於提高說服效果的神奇詞彙。

舉例而言，可以這樣用。

「我推薦這個，但要選哪個是你的自由。」

「明天要不要去〇〇？當然，要不要去是你的自由。」

「要不要趁搬家戒菸？當然，要不要戒菸是你的自由。」

根據西伊利諾大學的研究報告指出，在表達完想說服對方的內容後，只要在最後加上一句「But You Are Free（雖然～，但這是你的自由）」，**得到「Yes」的機率會高出兩倍。**

重點在於尊重對方的意志「最後決定的人是你」，把一切交給對方決定。不需要硬把「But You Are Free（雖然～，但這是你的自由）」翻譯成中文，只要朝著把決定權交給對方的方向努力即可，例如「交給你了」「最後由你決定」「請自由選擇」。

我們天生具有當自由意志受到尊重，就會自然而然地想選擇對方提供的選

項這種傾向。如果對方說「如果你願意〇〇，我會很高興」「可是」「無論如何，這是你的自由」，不管你會不會真的去做「〇〇」，至少會想像一下「做了〇〇的自己」。

例如在第2章裡，我介紹過引導一起去旅行的癮君子朋友做出「公開承諾」，讓他開始戒菸的小故事。事實上，當時我也先用了「BYAF法」，以「話雖如此，但是否要真的戒菸是你的自由」的話術讓他下定決心戒菸。

如今再回頭看，我也是用「BYAF法」讓他徹底地意識到埋藏在內心深處的「為了健康，我想戒菸」的念頭，引導他做出「公開承諾」，站上戒菸的起點。

對家人使出「BYAF法」的注意事項

倘若運用「BYAF法」的對象是抽菸的家人（父母、丈夫、妻子、子女），有一個必須特別留意的重點。那就是彼此之間的距離太親近，所以「BYAF法」最重要的部分「雖然～，但這是你的自由」通常起不了太大的作用。而且關係愈親密，情緒愈難控制。以家人為例：

「我這麼擔心孩子」

「我這麼傷腦筋」

「要是你能戒菸，就能省下好多錢了」

……等等。多年以來日積月累的焦慮或憤怒的情緒經常會忍不住脫口而出。

如此一來得花很長的時間才能走到「如果你願意戒菸，我會很高興」「可是」「無論如何，這是你的自由」這一步。還來不及聽到「雖然～，但這是你的自由」

這句話，對方就已經關上了心門。

如果是像我跟朋友那樣，並未共同生活，保持適當的距離，只要是有憑有據的指責，對方聽了也不會生氣，可是同樣的話從丈夫或妻子的口中說出來，還是會令人火冒三丈。因為人類會本能地抗拒被人控制。而且那個人與自己愈親密，反抗的力道就愈強。正因為如此，「想讓對方戒菸的人」才更需要冷靜。以激動的語氣說「你給我戒菸！」更是絕對不能說出口的禁句。

就算癮君子內心深處有一股「總有一天要戒菸」的念頭，萬一身邊的人直接逼迫「你給我戒菸！」肯定會引起反彈，有些人可能還會故意在你面前吞雲吐霧。然後可能就會演變成互不相讓的夫妻吵架了。

讓當事人自己決定戒菸

諮商師之所以都說他們「無法諮詢自己的家人」主要是因為面對家人，比較無法傾聽對方說的內容、與對方說的話產生共鳴，而且不只要提出一大堆問題，還得狠下心來要求對方釐清自己的問題所在，思考解決方案。

彼此的關係太親密了，所以在傾聽的時候，諮商師自己也會方寸大亂。

「才不是那樣」「你說的話跟你做的事根本是兩回事」「你真的有心要做嗎？」「你以前也這麼說，但就只是說說而已」「這是在偷換概念吧」……紊亂的情緒湧上心頭，不等當事人釐清問題就插嘴：「我不是說過了嗎」「你以前也這麼說」。

同樣的情況也經常發生在向家人表示「希望你戒菸」的訊息時。假設妳希望丈夫戒菸，聽到以下這句話還能保持冷靜嗎？

「我抽菸是為了消除壓力。至於我為什麼會有壓力，還不是為了賺錢養家。

所以是你們害我抽菸。」

這根本是偷換概念！妳一定會氣得跳腳。

酒精中毒或藥物中毒的人也有同樣的毛病，**但老菸槍更容易把養成抽菸習慣的原因怪罪到別人頭上**，藉此轉移責任。因此使用「BYAF 法」時必須採取能讓「想讓對方戒菸的人」和「想戒菸的人」雙方都保持冷靜的策略才行。

重點在於聚焦於抽菸的行為，簡潔有力地表達具體的期待。長篇大論的說教、感情用事的訴求都只會造成反效果。

「孩子出生了，希望你戒菸。可是，要不要戒菸還是你的自由。」

「健康檢查的報告要你再做一次檢查，我實在很擔心，希望你戒菸。可是，要怎麼做還是由你自己決定。」

「我要戒菸了，要不要共襄盛舉？當然，一切還是看你自己怎麼想。」

像這樣用**「現象」＋「期待」＋「雖然～，但這是你的自由」**來說服對方。

如此一來，至少不會因為情緒化的衝突導致對方故意在你面前吞雲吐霧。

戒菸的動機只存在於癮君子本人心中。

如果能在你的巧手安排下，讓「總有一天要戒菸」的念頭變成「從今天開始戒菸」，甚至做出「公開承諾」，接下來才算真正地開始戒菸。

人一旦覺得「是自己決定的事」，就會把已經決定的事當成「重要的事」。

「BYAF 法」之所以具有強大的說服效果，主要是因為本人會產生強烈的「自己決定」感。

戒菸說服術②

讓對方意識到「為誰而戒」

第二種說服技巧是「讓對方意識到戒菸是為了誰」。

賓夕法尼亞大學的組織心理學家亞當・格蘭特與大衛・霍夫曼為了提升醫療相關人員洗手的頻率，進行兩種貼紙的實驗。

「勤洗手可以保護你不生病」

「勤洗手可以保護你的患者不生病」

醫療相關人員原本就很重視手的清潔程度，這個實驗的結果顯示如果是**後者的貼紙，洗手的頻率提升了十％、肥皂的消耗量增加了四十五％。**由此可見，當我們站在「自己的行為會對別人造成什麼影響？」的角度上，更容易採取本來就應該採取的行動。

事實上，詢問戒菸成功者的戒菸契機，除了擔心自己的健康以外，還有以下原因。

- 結了婚，也有了小孩，養小孩很花錢。
- 小孩出生後，開始認真地思考抽菸的危害。
- 從以前就對男朋友說：「如果我們要一起生活，你就得戒菸。」
- 自從發現自己懷孕，就不想再抽菸了。
- 知道二手菸對寵物也有不良的影響。

可知當人意識到「自己視若珍寶的事物＝核心價值」就比較容易接受別人

的建議。

換句話說，為了別人比為了自己更容易戒菸成功。

尤其是配偶或子女、愛犬、愛貓等對本人而言真的很重要的存在更容易成為戒菸的動力，理解到這一點之後，就能提升自我控制的能力，還能增加面對誘惑的抵抗力。

西雅圖太平洋大學進行的研究也證實了這一點。

該研究聚集了具有憂鬱及不安傾向的受試者，設定兩個目標。

①【自我形象目標】以自己想要改變為目標

例如以「拓展自己積極的那一面」「讓別人注意到自己的優點」「補強自己的弱點」為目標。

②【關愛目標】以對他人的貢獻為目標

例如以「幫助別人」「克制自私自利的行為」「為別人的人生帶來更好的

影響」為目標。

簡而言之，設定好「利己目標」與「利他目標」這兩種目標後，觀察6週，然後再做心理測驗，「自我形象目標」組不僅憂鬱及不安的症狀惡化了，在人際關係上還容易發生糾紛，「關愛目標」組的憂鬱及不安的症狀不僅減輕了，人際關係也比較不容易產生齟齬。

這項研究後來還進行了追蹤調查，詢問受試者的家人、朋友、配偶，從他們的回答得出看在周圍的人眼中，「關愛目標」組的情緒比較穩定，人際關係也變得比較圓融的結論。換句話說，無論從主觀或客觀的角度來看，以「為了別人」為目標的組別都得到比較好的效果。

當身邊有人決定開始戒菸，不妨讓他知道大家有多麼為他高興、以他為榮。讓本人知道自己重視的人也為他高興，應該有助於提升戒菸的續航力。

戒菸說服術③

無所不用其極地讚美

第三種說服技巧是「不要叱責、不要怪罪，要無所不用其極地讚美」。

讚美與說服其實是一體兩面。當家人、情人、友人開始戒菸，**周圍的人一定要盡量「無所不用其極地讚美」**。

關於讚美的效果，為各位介紹史丹佛大學的心理學家卡蘿·杜維克教授說過的一句話。杜維克教授是教育心理學、發展心理學的專家，研究擁有相同的才華，能將才華發揚光大與不能將才華發揚光大的孩子差在哪裡。在《心態致勝：全新成功心理學》等著作中發表，兩者之間的差別在於心態（Mindset）。

實際上，在教授的指導下，有九成的小朋友都擁有一再向難題挑戰的心態，足以證明「人是可以改變的」。以下是卡蘿・杜維克教授一再強調的訊息。

「現在還不行，但不妨礙接下來就能達成目標。」

戒菸是一件苦差事。經常會因為一不小心破戒而導致戒菸失敗。也經常可以看到戒菸的人心浮氣躁，拿別人出氣的狀況。

對於陪在這些人身邊的人而言，經常要提醒自己：「現在還不行，但不妨礙接下來就能達成目標」。

前面的章節提到過，為了戒菸成功，第三天、第三週、第三個月是很重要的關鍵時刻，現在先把這個整數的關卡放一邊，只要癮君子能一根一根減少抽菸的數量就要稱讚他。

習慣早上起床先抽一根菸的人如果能不抽菸，就要稱讚他：「真了不起！」吃飽飯一定要抽菸的人如果能用嚼口香糖取代抽菸的習慣，也要稱讚他：「啊，你實踐了『if then 方案』！」如果能在常去的居酒屋向酒友宣布：「我開始戒菸了，所以你們不要再勸我抽菸。」也要在旁邊敲邊鼓：「真了不起！我也請各位多多幫忙。」

總而言之請無所不用其極地讚美。

讚美也具有讓戒菸堅持到底的效果。

請容我再重複一次，**當人感到「自己能控制自己」的時候，就會產生自信。**

也就是說，只要能感受到自我克制的成就感，就能堅持自己想做的事。

回到戒菸，若自己宣布（公開承諾）、自己計畫（if then 方案）能得到周圍的讚美，就能增加自信，提升自我克制的能力。

如此一來，就能相信自己未來也能繼續戒菸下去。

重點整理如下：

成功地自行擬訂計畫

⬇

受到稱讚

⬅

提升自我克制力

⬅

產生「自己能控制未來的結果」的想法

⬅

更想珍惜未來的自己，自我克制力也變得更有效

何種讚美方法能有效地提高戒菸成功率？

不過，並非只要讚美就好。

讚美當然比不讚美好，但還是有更有效的讚美方法。

重點在於讚美其過程及結果，而非努力。

舉例來說，倘若發現對方以嚼口香糖代替抽菸，就要讚美對方：「啊，你

在實踐『if then 方案』呢，真有你的」而不是「你真的好努力啊」。聚焦於比努力更容易連結到結果的過程，藉由讚美對方，增加對方的自我克制力。

即使想讚美對方的努力，也要從「你的努力變成連結到結果的過程」的角度出發，例如「你的『if then 方案』寫得好認真」「你真的丟掉香菸和打火機時，我其實大吃一驚。因為有過這樣的努力，戒菸才能堅持下去」等等。

這麼一來，即使不小心破戒抽菸，也比較不容易因此引起「管他的效應」。之所以這麼說是因為比起純粹讚美忍住不抽菸的人有多努力，讚美連結到結果的過程更能讓人覺得自己有個可以回去的地方「現在雖然失敗了，但只要恢復那個戒菸法就沒問題」。

即使加倍努力地忍耐，也無法防止不小心破戒抽菸，唯有知道該如何「排除會讓人想抽菸的提醒」「分析抽菸的觸發裝置」等過程的人才能藉由改善作法，防止再次因為突發狀況而破戒。

這就是「現在還不行，但不妨礙接下來就能達成目標」。

協助當事人打造「沒有那麼多誘惑的環境」

家人、情人、友人不妨在讚美的同時，也積極地「排除會讓人想抽菸的提醒」。

舉例來說，如果本人捨不得丟掉香菸或打火機、菸灰缸等等，可以由你代為保管。配合開始戒菸日，一起陪當事人把以前抽菸的地方打掃得一塵不染。為了提高戒菸成功的機率，準備一個讓人不想抽菸的環境也是周圍的人可以幫忙做到的事。

以下有兩種經過科學證明「戰勝誘惑的方法」。

第一種方法是**藉由提升「自我克制力」**，可以利用讚美的遊說技巧從背後推對方一把。另一種方法是**「打造沒有誘惑的環境」**。以戒菸為例，無非是「排除會讓人想抽菸的提醒」。

順帶一提，這兩種方法都進行過「戰勝誘惑的機率有多高」的實驗。研究員募集一百五十九名受試者，請所有人立定「要變瘦」「要學會外文」等目標，然後再給所有人實驗用的手機，請他們定期記錄以下三個重點。

- 現在這個瞬間，眼前有什麼誘惑？
- 為了戰勝誘惑要怎麼做？
- 一天結束時感覺自己消耗了多少？

實驗為期一週，最後整理所有的數據，得到以下的結果。

- 比起使出自我控制力的渾身解數達成目標，置身於沒那麼多誘惑的環境下，戰勝誘惑的可能性較高。
- 只不過，同樣置身於沒那麼多誘惑的環境，自我克制力原本就比較高的人戰勝誘惑的可能性較高。
- 愈是置身於有很多誘惑的環境，一天結束後感覺愈疲憊。

- **一天結束後感覺愈疲憊的人，戰勝誘惑的可能性愈低。**

研究報告指出，如果想戰勝誘惑，做到更好的自我管理，**打造一個沒那麼多誘惑的環境比什麼都有效。**

當然，自我克制力愈高的人，戒菸成功的可能性愈高。只是站在從旁協助的立場，積極地幫助癮君子打造一個沒那麼多誘惑的環境，也等於是支持對方邁向成功戒菸的彼岸。

COLUMN

運動可以抑制想抽菸的欲望！？

剛開始戒菸的時候，很容易因為尼古丁不足而產生戒斷症狀，這是因為以前在尼古丁的作用下分泌的腦內多巴胺減少所致。

「運動」可以減輕這種症狀。

研究報告指出，運動時腦內會分泌多巴胺，有助於減輕想抽菸的欲望。不用激烈的運動，即使是十分鐘左右的慢跑或重量訓練也很有效，如果再加上日光浴，除了多巴胺外，腦內還會分泌血清素，發揮更好的戒菸效果。

很難邊抽菸邊慢跑或重量訓練，因此能藉由行動療法中所謂的「逆向反應」（藉由無法同時進行的動作來抑制壞習慣）抑制想抽菸的欲望。

也就是說，如同「想抽菸的時候就嚼口香糖」，只要事先擬訂好「想抽菸的時候就運動」的「if then 方案」就能對抗尼古丁的戒斷症狀。

這種手法稱為使用「逆向反應」的「習慣反向訓練」，據說只要持續十週左右，就能改掉壞習慣。研究報告指出，如果從有意識地改善習慣著手，十週後的改善率為十八．五%，使用「逆向反應」的「習慣反向訓練」十週後的改善率為五十二．五%，後者的效果是前者的二．五倍。

至今已經有好幾份心理學的研究證明運動具有減輕壓力的效果。舉例來說，根據喬治亞大學針對運動與大腦的研究指出，從事二十分鐘輕鬆的有氧運動後的三到四個小時，認知能力及行動力、洞察力皆會來到高峰。這是因為運動能促進腦部的血液循環，促使大腦釋放多巴胺。

「流了一身汗，心情好舒暢」並非心理作用，運動確實能讓人類的情緒變得積極向上。當然也能減輕戒菸所造成的壓力，具有穩定心神的效果。如果心愛的人想抽菸，不妨和他一起活動一下身體，對你自己也有好處，簡直是一舉兩得。

第 6 章

DaiGo 式的戒菸計畫

DaiGo式的戒菸計畫

第5章開宗明義就為各位介紹根據倫敦大學的研究報告指出，我們平均需要六十六天才能養成新習慣。該研究的結論是「每天早上喝一杯水」這種簡單的習慣短期間就能養成，但是像運動或學習等複雜的作業、或需要意志力持續的習慣，則需要比較長的時間才能養成。

例如想養成每天做五十下仰臥起坐的習慣時，參加研究的人平均花了八十四天。也就是說，如果想養成難度更高的戒菸習慣，可能得花超過六十六天的時間。因此這次擬訂了**三個月、九十天的戒菸計畫**。

重點有以下三個。

- 從宣布要戒菸那天（公開承諾）到開始戒菸日設置兩週的準備期間。
- 不仰賴意志力或忍耐，而是結合本書介紹的多種戒菸法，加以實踐。
- 開始戒菸後，即使不小心破戒一、兩次，也不要自暴自棄，繼續養成不抽菸的習慣。

戒菸計畫中用到的方案、心理技巧全都是本書截至目前介紹過的作法，藉由這些作法的排列組合，改變環境、觀察情緒、控制行為，就能把抽菸的習慣換成戒菸的習慣。

就算只持續了一個小時，只要能讓「想抽菸的欲望」與「實際上抽菸的舉動」一刀兩斷，表示養成不抽菸的習慣已經往成功的方向邁出了第一步。請不要著急，慢慢地前進。

第1天

宣布戒菸

開始戒菸的第一天請宣布「我要戒菸了」，做出「公開承諾」，設定開始戒菸日。

向周圍的人宣布「我要戒菸了」（公開承諾）

對丈夫、妻子、男朋友、女朋友、子女、好友、恩師等「希望得到這個人的信賴！」的人宣布「我要戒菸了」。不要只是嘴上說說，可以的話請在紙上寫下動機：「因為～，我要從〇日開始戒菸！」交給那些人。

另外，也可以在部落格或臉書等社群網站上宣布「我要戒菸了！」把推特或 LINE 的帳號名稱換成「名字 @正在戒菸」也是個好主意。除了親朋好友，也能讓更多人看到你的決心。

利用「公開承諾」讓「想維持現狀的欲望」與「想抽菸的欲望」互相撞擊，再加上「在乎的人對你的評價」這個重中之重，具有將戒菸行為堅持到底的效果。

設定開始戒菸日

將宣布戒菸的大約兩週後設定為開始戒菸日。

重點在於絕對不能更動設定好的開始戒菸日。人類具有對自己很好說話，把計畫向後推遲的傾向。不妨將開始戒菸日寫在月曆或行事曆等平常會看到的地方，用紅筆大大地圈起來，給自己留下深刻的印象。

然而，如果事先得知兩週後會很忙或撞上壓力比較大的時期，不一定非得從第十五天開始戒菸。就算想勉強自己擺脫長年的抽菸習慣，沉重的壓力也可能會變成觸發裝置，導致初期階段就戒菸失敗。像這種時候，不妨將開始戒菸日再往後延一週。

除此之外，將開始戒菸日設定為假日或長假的第一天有助於在比較沒有壓力的情況下提升戒菸的成功率。

第2天～第14天

為戒菸做準備

開始戒菸日之前的兩週是為了成功戒菸，至關重要的準備期間。請先回顧你的抽菸習慣為何，審視日常生活中讓你抽菸的習慣，研擬對抗的策略。

看穿抽菸的觸發裝置（狀況），寫成清單

準備好紙筆、或者是手機的備忘錄功能，寫下你通常在什麼時候抽菸、什麼時候特別想抽菸的當時狀況。

重點在於了解抽菸的動機與環境，問自己「真的想抽菸嗎？」這麼一來不難發現「抽菸」這個舉動其實與「想抽菸的欲望」無關。

這是「看穿抽菸的觸發裝置（狀況）」這項作業最大的目的。

丟掉身邊所有讓人想抽菸的提醒

面對兩週後的開始戒菸日，從事實行戒菸的前置作業，像是丟掉身邊所有會讓人聯想到抽菸的東西、香菸及與相菸有關的物品。「香菸」「打火機」「菸灰缸」當然不用說，請盡量丟掉所有會讓人想要抽菸的東西。重點在於要在開始戒菸日的兩週內完成。如果開始戒菸才要處理掉抽菸提醒，反而會讓人陷入「想抽菸」的自動化思考，形成觸發裝置。事先消除所有開始戒菸日後可能會出現的誘惑，有助於提高戒菸的成功率。

擬訂想抽菸時的「if then 方案」

多達94件學術研究已經證明了「if then 方案」的效果，這是得到心理學的背書，用來「斬斷壞習慣，養成新習慣」最有效的技巧。

①想像想抽菸的場面

想像「看穿抽菸的觸發裝置（狀況）」時浮現腦海的情況。

（例）早上起床立刻來根菸。

②想好萬一陷入「①」的狀態該怎麼辦

（例）早上起床，立刻洗臉、準備早餐。

③把在②想到的方法擬訂為「if then 方案」

（例）如果早上起床想抽菸，就去洗臉、準備早餐。

已知「if then 方案」的「then」後面的選項愈多，成功率愈高。

（例）如果早上起床想抽菸，就去洗臉、準備早餐。要是這樣還壓抑不住想抽菸的衝動，不妨出門走走。

像這樣利用開始戒菸日前的那兩週盡可能擬訂各式各樣的「if then 方案」，寫成文章。當你想抽菸的時候，只要拿起來回顧，就能一目瞭然「如果想抽菸，可以這麼做」。換句話說，「if then 方案」具有「戒菸提醒」的作用。

去看戒菸門診

不妨善用戒菸輔助藥來對付開始戒菸日後的尼古丁戒斷症狀。可以先去戒菸門診看診，取得尼古丁咀嚼錠、尼古丁口含錠、尼古丁鼻噴劑、尼古丁貼片、尼古丁受器促進藥物（商品名：戒必適）等處方藥。在用來改變抽菸習慣的戒菸法之外，再加上藥物療法，可以提高戒菸成功率。

第15天 開始戒菸

好好地睡一覺以後，自我控制力會在假日的早晨滿血復活，執行力、判斷力也來到高峰，因此可以的話，請從假日開始戒菸。

除此之外，長假裡會發生很多改變生活環境的開心事，因此比較容易擺脫「想抽菸的欲望」。不妨許下心願：「好，接下來要改變自己的人生了！」開始養成不抽菸的新習慣。

一口氣將抽菸的數量降到零

本書推薦的作法是從開始戒菸日就與香菸一刀兩斷（一根也不抽），而不是「一天一天減少抽菸的數量，以減量的方式達成戒菸的目標」。利用做出「公開承諾」那天起的兩週準備期間做好抑制想抽菸時的情緒對策（「看穿抽菸的觸發裝置（狀況）」、「if then 方案」），一旦開始戒菸就連一根菸也不抽的作法是成功戒菸的不二法門。

第16天～第90天

養成不抽菸的習慣

一旦開始戒菸，就要運用心理學上的技巧養成不抽菸的習慣。

寫「戒菸日記」

開始戒菸日以後要寫戒菸日記，所以每當你想抽菸的時候，或是不小心破戒時，請寫下當時的狀況、心情、時間，記錄的方式如下一頁所示。目的在於回頭看的時候，可以理解什麼會成為抽菸的觸發裝置。

- 平常在什麼時候、什麼情況下會強烈地想要抽菸？
- 假如渴望的程度有一百分，想抽菸的情緒大約是幾分？
- 在什麼情況下破戒抽菸？抽完之後是什麼心情？
- 什麼行為會勾起抽菸的欲望？

寫戒菸日記主要有以下四個優點。

- 可以把想抽菸的欲望與自己區分開來。
- 可以看出平常想抽菸的危險時段、想抽菸的危險地點。
- 藉由寫下不小心破戒抽菸時的狀況，取得下次不要再重蹈覆轍的資料。
- 可以確認什麼是導致你抽菸的直接原因，有助於擬訂今後的策略，遠離會成為抽菸觸發裝置的情緒、會成為抽菸提醒的環境。

不過，基於抽菸習慣而來的「想抽菸」這種自動化思考十分強烈，正在戒菸的人會給自己找各式各樣的藉口暫停戒菸。請不要因此就對自己失望，認為自己「已經沒救了」，也不要心灰意冷地認為「自己是軟弱的人」。

成功戒菸的人挑戰戒菸的次數從六．一～二十九．六次不等。所以不妨先想好戒菸時「回過神來，已經抽了一根菸」這種程度的意外其實是很容易發生的挫折。重點在於從挫折中學到什麼，如何將其應用在之後重新展開的不抽菸生活中。從開始戒菸日寫的「戒菸日記」就是為了因應這種意外狀況的對策。

戒菸初期可以合併藥物療法

不妨再加上事先請醫生開的尼古丁咀嚼錠、尼古丁口含錠、尼古丁鼻噴劑、尼古丁貼片等藥物。併用戒菸輔助藥的治療期間一般是十二週。這也是為了配合讓尼古丁從體內排除乾淨的期間。結合戒菸法與藥物療法可以提高戒菸成功率。

善用「二十秒後再說的技巧」

想抽菸的時候，請停止讓想抽菸的欲望落實成抽菸的行為，這時可以「把想抽菸的心情唱成歌吧」「去倒杯水來喝」「去泡咖啡」等等，這是可以停止自動化思考的技巧。

請不要否定想抽菸的欲望、不要強烈地拒絕香菸、不要批判想抽菸的自己，而是採取「我有欲望，但是沒關係，可以撐過去」的思考邏輯。

為想抽菸的欲望打分數

假設想到「哇，好想抽菸啊！」那一瞬間的欲望為一百分，二十秒後是幾分、一分鐘後是幾分、五分鐘後是幾分……觀察自己的欲望，加以評分。應該會發現隨著時間經過，分數會逐漸下降。

「評分法」在兩方面都很有效。一是把想到「哇，好想抽菸啊！」時的欲望與行為一刀切開。如同把「好想抽菸啊～」唱成歌，將欲望置換成數字的作業能幫你冷靜下來。

另一方面是「設定想抽菸的狀況，可以觀察欲望有什麼變化」。這也是支撐第3章介紹的「看穿抽菸的觸發裝置（狀況）」與「if then方案」的心理學技巧。

仔細地想像想抽菸的狀況

開始戒菸後，請寫下「戒菸的好處、困擾」時，同時仔細地回想什麼情況會害你抽菸、阻撓你得到戒菸的好處。這種技巧稱為「心理學的對比效應」，經由以下的作法可以提高達成目標的機率。

仔細想像達成目標的願景

↓

腦部直接接收到願景

↓

大腦擅自認定「我應該能達成目標吧！」

↓

仔細地在腦海中浮現出「阻止目標達成的狀況」

↓

讓自己理解「只要克服這個難關就能得到報酬」

重點在於事先想好在達成目標的過程中會發生的狀況，藉由仔細地想像，讓大腦認識那些狀況，再加上積極正面的想像，讓自己理解「只要克服這個難關就能得到報酬」，藉此提升士氣與幹勁。這也是「心理學的對比效應」有助於戒菸的原理。

迴避「管他的效應」

所謂「管他的效應」是指計畫一旦遭到破壞，就會陷入自暴自棄的心理狀態。戒菸時，如果無論如何都忍不住，不小心抽了一根菸，就要計算接下來可以忍耐多久不再抽下一根菸，大大地肯定沒抽菸的自己。扳回一城會帶來成就感，這是防止「管他的效應」的對策。

結合冥想訓練

感到壓力時，可能會發生不小心破戒抽菸的意外，也就是所謂的「失手」。這時請進行「將注意力集中在呼吸上的冥想」，隨時控制好壓力。

基本的作法是輕輕地閉上雙眼，將注意力集中在「吸氣、吐氣」的呼吸上，冥想5分鐘。光是這樣就能減輕壓力，靜待「想抽菸的欲望」自行消失。

心理治療是引領我們走向「戒菸」終點的好伙伴

請容我再重複一遍，根據美國衛生及公共服務部（ＨＨＳ）的統計資料指出，在戒菸時引進一種心理治療（心理學上正確的戒菸法），戒菸成功率為十五・一％；引進兩種心理治療時，成功率為十八・五％，同時引進三～四種心理治療的話，成功率將高達二十三・二％。

另一方面，根據考科藍合作組織進行的調查，得知使用戒菸藥物「戒必適」的藥物療法，戒菸成功率達三十三・二％。換句話說，**結合多種心理治療與藥**

物療法，可以讓戒菸成功率超過五十％以上。

挖掘內心深處「總有一天要戒菸」的想法，向周圍的人進行「公開承諾」，然後在開始戒菸日前打造一個可以養成「不抽菸習慣」的環境，好讓自己從開始戒菸日就能完全避開「想抽菸的欲望」與「抽菸的行為」。

尼古丁的戒斷症狀會在**第三天**來到頂點，體內的尼古丁會在**第三週**完全排除乾淨，**第三個月**開始養成新習慣，以上皆為「戒菸的關鍵時刻」。

心理治療（心理學上正確的戒菸法）是藉由阻斷行為，中止抽菸習慣，引領我們走向「戒菸」終點的好伙伴。但願各位都能順利踏上不再需要香菸的人生路。

smoking cessation: a systematic review and meta-analysis.

- Sharon M. Hal(l 2011)Using Extended Cognitive Behavioral Treatment and Medication to Treat Dependent Smokers
- Sarah L. Thurgood(2016)A Systematic Review of Smoking Cessation Interventions for Adults in Substance Abuse Treatment or Recovery
- Song F(2010)Effectiveness of complex psychoeducational interventions for smoking relapse
- prevention: an exploratory meta-analysis.
- Hernández-López M(2009)Acceptance and commitment therapy for smoking cessation: a preliminary study of its effectiveness in comparison with cognitive behavioral therapy.
- Elizabeth V. Gifford(2004)Acceptance-Based Treatment for Smoking Cessation Yi-Yuan Tang(2016)Mindfulness meditation improves emotion regulation and reduces drug abuse
- Fiore MC, et al.(2008). Clinical practice guideline: treating tobacco use and dependence: 2008
- 「幸福になりたいなら幸福になろうとしてはいけない」ラス・ハリス 岩下 慶一・訳 筑摩書房
- 「影響力の武器」第三版 ロバート・B・チャルディーニ 誠信書房
- 「禁煙学」日本禁煙学会編 南山堂

參考文獻：

- Mark J. Eisenberg(2008)Pharmacotherapies for smoking cessation: a meta-analysis of randomized controlled trials
- Cochrane Tobacco Addiction Group(2016)Combined pharmacotherapy and behavioural interventions for smoking cessation
- Millstone K(2007). "Nixing the patch: Smokers quit cold turkey"
- John R Hughe(s 2014)Antidepressants for smoking Cessation
- Hughes JR, Keely J, Naud S(2004)Shape of the relapse curve and long-term abstinence among untreated smokers
- Hein de Vrie(s 2013)The role of action planning and plan enactment for smoking cessation
- Halpern Scott D(2016)Randomized trial of four financial-incentive programs for smoking cessation.
- Chaiton M,(2016). Estimating the number of quit attempts it takes to quit smoking successfully in a longitudinal cohort of smokers
- Article, Author(, 2016)Gradual Versus Abrupt Smoking Cessation: A Randomized, Controlled Noninferiority Trial
- David Moore(2009)Effectiveness and safety of nicotine replacement therapy assisted reduction to stop smoking: systematic review and meta-analysis
- Hartmann-Boyce, (J 2014). Print-based self-help interventions for smoking cessation.
- Heckman, CJ(2010)Efficacy of motivational interviewing for

一心文化　Skill 009

讀心師的科學戒菸指南

メンタリズム禁煙法

作　　者　DaiGo（メンタリスト DaiGo）
譯　　者　賴惠鈴
編　　輯　蘇芳毓
排　　版　趙小芳（polly530411@gmail.com）

出　　版　一心文化有限公司
電　　話　02-27657131
地　　址　11068 臺北市信義區永吉路 302 號 4 樓
郵　　件　fangyu@soloheart.com.tw
初版一刷　2022 年 3 月

總 經 銷　大和書報圖書股份有限公司
電　　話　02-89902588
定　　價　380 元

First Published in Japan 2018
Published by SB Creative Corp. Tokyo, Japan.
Traditional Chinese translation rights ©2022 by Solo Heart Publishing Co., Ltd.
This Traditional Chinese translation published by arrangement with SB Creative Corp, Tokyo Japan.
through LEE's Literary Agency, Taiwan.

國家圖書館出版品預行編目（CIP）

讀心師的科學戒菸指南 /DaiGo 著；賴惠鈴譯 . -- 初版 . -- 台北市：
一心文化出版 , 2022.03
面；　公分 . -- (Skill ; 9)

譯自：メンタリズム禁煙法

ISBN 978-986-06672-6-4（平裝）

1.CST: 戒菸　2.CST: 認知治療法

411.84　　111000264